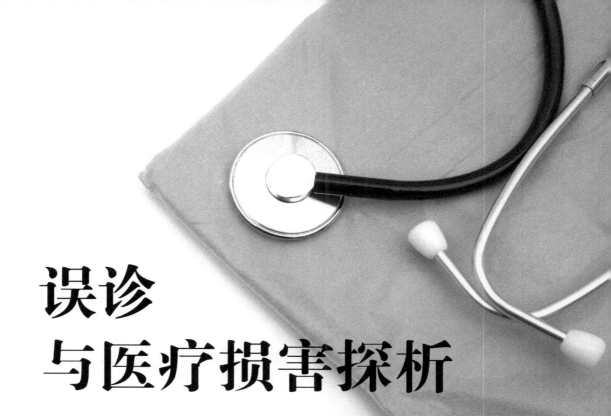

误诊
与医疗损害探析

车财妍　徐重洋　韦勇宁　杨小燕◎主编

U0193842

科学技术文献出版社
SCIENTIFIC AND TECHNICAL DOCUMENTATION PRESS
·北京·

图书在版编目（CIP）数据

误诊与医疗损害探析 / 车财妍等主编. —北京：科学技术文献出版社，2023.7
ISBN 978-7-5189-9990-3

Ⅰ.①误… Ⅱ.①车… Ⅲ.①误诊 ②医疗事故 Ⅳ.① R447 ② R417

中国版本图书馆 CIP 数据核字（2022）第 243638 号

误诊与医疗损害探析

策划编辑：梅　玲　徐沙泠　责任编辑：李晓晨　侯依林　责任校对：张永霞　责任出版：张志平

出　版　者	科学技术文献出版社
地　　　址	北京市复兴路15号　　邮编 100038
编　务　部	（010）58882938，58882087（传真）
发　行　部	（010）58882868，58882870（传真）
邮　购　部	（010）58882873
官 方 网 址	www.stdp.com.cn
发　行　者	科学技术文献出版社发行　全国各地新华书店经销
印　刷　者	北京虎彩文化传播有限公司
版　　　次	2023 年 7 月第 1 版　2023 年 7 月第 1 次印刷
开　　　本	787×1092　1/16
字　　　数	240千
印　　　张	14.25
书　　　号	ISBN 978-7-5189-9990-3
定　　　价	58.00元

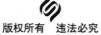

《误诊与医疗损害探析》
编委会

前　言

　　误诊是临床诊疗工作中普遍存在的一种现象。有学者统计，我国患者就诊的总体误诊率高达 30%，各单一病种的误诊率更高，且研究表明，诊断手段的提高与误诊率的下降不成正比，误诊必将是医学界长期面对的难题。因此，无论是基层医疗机构还是大型综合性医院，无论是医技科室还是临床科室，误诊导致的各类医疗纠纷将难以完全避免。如何有效预防误诊的发生、妥善处理误诊导致的各类医疗纠纷，对患者就医体验的提升、患者权益的维护，以及对医院医疗质量和安全管理水平的提高都有重要意义。

　　医疗损害的原因非常复杂，误诊导致的医疗损害在各类医疗纠纷中长期占据前列位置。误诊一般是指患者在就诊后已具备了可能正确诊断的客观条件而未能正确诊断。由于误诊的定义宽泛，涉及的学科众多，造成的后果多样，且误诊在主观上影响恶劣，加之患者对误诊缺乏正确的认知，主观感受强烈，极易引发医疗纠纷。

　　有效预防医疗损害、妥善处理医疗纠纷、优化医疗环境，可以缓解医患矛盾、提升群众就医的"获得感""幸福感"，也是深化医疗改革、推进健康中国建设的重要内容。

　　本书从"误诊"和"医疗损害"两个方面着手，重点阐述了误诊的预防和误诊导致医疗损害的处理。书中对误诊的定义和常见原因进行了详细的解读和分析，对医疗损害的历史和现状进行了概述。针对误诊导致的医疗损害的处理，本书充分考虑了误诊和该类纠纷的特殊性，提出了更具针对性、科学性的过错认定、因果关系分析，为广大医务工作者提供参考。

　　需要特别指出的是：编者所在单位——中国科学院大学宁波华美医院（宁波市第二医院）——是中国国内历史最悠久的医院之一，近年来发展迅速。医院不忘初心，充分发挥地区表率作用；积极响应国家医改政策，持续推进"双下沉、两提升"工作；深化医联体建设，探索建立分层有序、上下联动的分级诊疗制度；做好慢病筛查和适宜技术推广、完善远程医疗服务、扩大健康宣教的覆盖面，为其他区域医联体医院，尤其是区域的中心医院发展提供了新样本。本书能够成稿付梓，得到了中国科学院大学宁波华美医院和相关医联体单位的大力支持，编者在此深表感谢！

由于编者水平有限，书中难免有不妥甚至错误之处，恳请广大读者和同行批评指正。

编　者

目　录

上篇

误诊概述

第一章　误诊的概念

谈论"误诊"，首先要明白什么是"误诊"，怎样定义误诊。定义反映了事物的本质，准确定义误诊是判定误诊与未误诊的界线。弄清楚误诊的概念，是认识误诊性质、评判是否承担责任的重要依据。

从大众直接感观上来讲，误诊似乎泛指"错误诊断"。但从字面意思上来看，误诊包括两个内容：一个是"误"，一个是"诊"。而根据新华字典解释，"误"的含义有两个：分别为"错误"和"耽误"；"诊"的意思为："医生为断定疾症而察看病人身体内部、外部的情况。"事实上，患者就医要经过3个阶段：第一阶段为"诊"，察看病人身体内部、外部的情况；第二阶段为"断"，诊视病人而判断其病症，对病症经诊视后做出的结论；第三阶段为"治"，根据之前的诊断进行治疗。因此，"误诊"的"诊"包含了"诊"和"断"两个内容，误诊的字面意思就是"错误或耽误诊断"之意。

误诊是医务人员由于观察检查不周、不认真不仔细，导致漏诊或给出错误的诊断。诊断的目的在于确定疾病的本质，并随之选择有针对性的及时治疗方案，使病情能够向好的方面转归。因此，把不正确的诊断看作误诊是错误的，把不及时、不全面的诊断也同样看作误诊也是错误的，这是大众对误诊最朴素的认识。

长期以来，学术上一直未有关于"误诊"的统一定义。刘振华、陈晓红在《误诊学概论》中对误诊做出了如下定义："误诊是指病人在应诊时，所具有的全部客观资料已经能够确诊为某一疾病，或者由于当时的客观资料不全，暂时无法确诊为该病，接诊者因各种因素未积极收集临床资料、未全面观察分析、未进行必要的会诊，而盲目诊断并投以无效治疗后使病情延误的现象"。笔者认为该定义比较全面地概括了误诊。根据此定义，误诊主要包括4方面内容：一是已经就诊；二是就诊时具备了确诊的条件；三是病人的病情处于自然发展阶段，医生无法在某一个时间点做出诊断，也没有全面地收集用以诊断的所需资料；四是投以无效甚至是有害的治疗，并使病情延误或恶化，即发生了后果。

　　临床实践中，误诊通常包括 3 种情况：错误诊断（将 A 病诊断为 B 病）；延误诊断（某个时间应当及时确诊的疾病未能确诊，导致确诊时间延长）；漏误诊断（遗漏同时存在的其他病症）。从这 3 种情况的定义上来看，正确的诊断应具有全面性、时效性。因此，漏误诊断是因为没有诊断全面，本质上也是错误诊断；而延误诊断是在应该确诊断的时候没有确诊，把"有"断成"无"，本质上还是错误诊断。这 3 种情况可能带来的后果都是"误治"。因此，三者有共同的特点，统称为误诊。

第二章　误诊的研究

有了对人类疾病的治疗，误诊就伴随而生。误诊研究应当是对误诊的性质及其发生规律的探讨，进而避免误诊。我国传统医学对疾病的认识是从客观上、整体上辩证认识的，在疾病的诊断治疗过程中，对是否误诊的界限虽然没有现代医学那样泾渭分明，但是许多古代医学家也十分重视误诊现象。

我国唐代著名医药学家、"药王"孙思邈在所著《大医精诚》中就有关于"误诊"的相关描述："省病诊疾，至意深心，曾详察形候，纤毫勿失。处判针药，无得参差。"意思是说，诊察疾病，要专心致志，详细了解病状脉候，一丝一毫不得有误；处方用针，不能有差错。孙思邈的《大医精诚》，被誉为"东方的希波克拉底誓言"，它明确地说明了作为一名优秀的医生，不光要有精湛的医疗技术，还要拥有良好的医德。这篇文章广为流传，影响深远。我国的不少中医院校仍用它作为医学誓言，并用它作为准则来严格要求自己。每个医生都应秉承"大医精诚之心"，全心全意地为患者服务。避免误诊，早在1400多年前就是一名良医有好医德的体现和基本要求。

明末清初著名医学家喻嘉言在著作《医门法律》中，结合临床病证，正面阐述辨证论治的法则，谓之"法"；指出一般医生在临床辨证治疗上容易发生的错误，指示禁例，谓之"律"。《医门法律》创立的误诊学观点，比西方早约200年，是喻嘉言对中国医学作出的重要贡献。

清代著名医学家王清任的《医林改错》，不但介绍了作者亲自观察尸体见到的真实情况，指出了许多成功的诊断治疗案例，同时介绍了以往失误的例子。清代医学家彭钟龄更是写了《医中百误歌》，指导临床医生避免误诊。许多杰出的医学家在回顾自己临床实践后告诫后人，在临床上不要勉强视病，不能主观臆断，要集思广益，这都是古代医学家防止和减少误诊的理论。

医中百误歌

（清）彭钟龄

医中之误有百端，漫说肘后尽金丹，
先将医误从头数，指点分明见一斑。
医家误，辨证难，三因分证似三山，
三山别出千条脉，病有根源仔细看。
医家误，脉不真，浮沉迟数不分清，
却到分清浑又变，胸中了了指难明。
医家误，失时宜，寒热温凉要相时，
时中消息团团转，惟在沉潜观化机。
医家误，不明经，十二经中好问因，
经中不辨循环理，管教阳证入三阴。
医家误，药不中，攻补寒温不对证，
实实虚虚误非轻，举手须知严且慎。
医家误，伐无过，药有专司且莫错，
引经报使本殊途，投剂差讹事辄复。
医家误，药不称，重病药轻轻反重，
轻重不均皆误人，此道微乎危亦甚。
医家误，药过剂，疗寒未已热又至，
疗热未已寒更生，劝君举笔须留意。
医家误，失标本，缓急得宜方是稳，
先病为本后为标，纤悉几微要中肯。
医家误，舍正路，治病不识求其属，
壮水益火究根源，太仆之言须诵读。
医家误，昧阴阳，阴阳极处没抓拿，
亢则害兮承乃制，灵兰秘旨最神良。
医家误，昧寒热，显然寒热易分别，

寒中有热热中寒，须得长沙真秘诀。

医家误，昧虚实，显然虚实何难治，

虚中有实实中虚，用药东垣有次第。

医家误，药姑息，症属外邪须克治，

痞满燥实病坚牢，茶果汤丸何所济。

医家误，药轻试，攻病不知顾元气，

病若怯时元气伤，似此何劳君算计。

医家误，不知几，脉动症变只几希，

病在未形先着力，明察秋毫乃得之。

医家误，鲜定见，见理真时莫改变，

恍似乘舟破浪涛，把舵良工却不眩。

医家误，强识病，并不识时莫强认，

谦躬退位让贤能，务俾他人全性命。

医家误，在刀针，针有时宜并浅深，

百毒总应先艾灸，头面之上用神灯。

医家误，薄愚蒙，先王矜恤是孤穷，

病笃必施真救济，好生之念合苍穹。

医家误，不克己，见人开口便不喜，

岂知刍荛有一能，何况同人说道理。

　　医家误未已，病家误方兴，

　　　与君还细数，请君为我听。

病家误，早失计，初始抱恙不介意，

人日虚兮病日增，纵有良工也费气。

病家误，不直说，讳疾试医工与拙，

所伤所作只君知，纵有名家猜不出。

病家误，性燥急，病有回机药须吃，

药既相宜病自除，朝夕更医也不必。

病家误，不相势，病势沉沉急变计，

若在蹉跎时日深，恐怕回春无妙剂。

7

病家误，在服药，服药之中有窍妙，
或冷或热要分明，食后食前皆有道。
病家误，最善怒，气逆冲胸仍不悟，
岂知肝木克脾元，愿君养性须回护。
病家误，苦忧思，忧思抑郁欲何之，
常将不如己者比，知得雄来且守雌。
病家误，好多言，多言伤气最难痊，
劝君默口存神坐，好将真气养真元。
病家误，染风寒，风寒散去又复还。
譬如城郭未完固，哪堪盗贼更摧残。
病家误，不戒口，口腹伤人处处有，
食饮相宜中气和，鼓腹舍哺天地久。
病家误，不戒慎，闺房衽席不知命，
命有颠危可若何，愿将好色人为镜。
病家误，救绝气，救气闭口莫闭鼻，
若连鼻子一齐扪，譬如入井复下石。
两者有误误未歇，有恐旁人误重迭，
还须屈指与君陈，好把旁人观一切。
傍人误，代惊惶，不知理路乱忙忙，
用药之时偏做主，平时可是学岐黄。
傍人误，引邪路，妄把师巫当仙佛，
有病之家易着魔，到时昏迷永不误。
更有大误药中寻，与君细说好留神。
药中误，药补真，药材真致力方深，
有名无实何能效，徒使医家枉用心。
药中误，失炮制，炮制不工非善剂，
市中之药未蒸炒，劝君审度才堪试。
药中误，丑人参，或用粗枝或小参，
蒸过取汤兼灌锡，方中用下却无功。

　　药中误，称不均，贱药多分贵药轻，

　　君臣佐使交相失，偾事由来最恼人。

　　　仍有药中误，好向水中寻，

　　　　劝君煎药务得人。

　　煎药误，水不洁，油汤入药必呕哕，

　　呕哕之时病转增，任是名医审不决。

　　煎药误，水频添，药炉沸起又加些，

　　气轻力减何能效，枉怪医家主见偏。

　　此系医中百种误，说与君家记得熟，

　　记得熟时病易瘳，与君共享大春秋。

　　中华人民共和国成立以来，关于误诊系统性的全国性研究工作始于二十世纪七八十年代。当时医学界开展了关于临床思维的大讨论，认为错误的临床思维就是误诊首当其冲的原因。在这次大讨论中，我国老一辈医学家张孝骞、邓家栋、吴阶平等均结合自己的实践谈了体会，并且呼吁青年医生重视临床正确思维方法的培养，此后，针对误诊的思维方法引起了医学界同仁广泛持久的分析和讨论。这些讨论使人们对误诊现象更加重视，引起了人们运用方法学对误诊的发生规律和如何避免、减少误诊理论探讨的兴趣。1992年底，全国首届临床误诊学术研讨会在厦门召开，刘振华在会上发表了误诊研究的现状，并正式提出将误诊作为一门独立学科进行研究的概念，引起了代表们的热烈讨论和广泛兴趣。从此，在全国范围内出现了新的重视误诊现象的高潮。诸多学者将此次会议定为我国现代误诊研究的起点，认为本次会议是全国范围内首次以临床误诊为专题的学术会议，结束了过去单纯报告误诊案例的历史，具有开拓性。

　　1993年5月，《误诊学》问世，这本书运用系统论的方法，以哲学、社会学、心理学的系统理论阐述了误诊学。该书对误诊的原因进行了全面的讨论，分析了临床医生、病人、临床思维及医院管理等各方面的误诊因素；并对近百种误诊率较高的疾病从发病特点、误诊率、误诊原因、误诊范围及如何避免和减少误诊等方面进行了全面系统的探讨，特别是对每种疾病的误诊范围和避免误诊的措施进行了重点阐述，完全改变了过往个案报告、病例总结讨论误诊的方法。该书从问题的提出到讨论的方法，都具有特殊的研究方法和完整系统的理论体系，因此得出的结论也是有特色、有指导价值的。

2000 年左右，我国建成医学误诊文献数据库，利用现代电子计算机技术，把发表在 200 多种临床医学期刊的标准误诊文献按照特定的程序输入，汇集病例总数 44 万，其中误诊病例数 13 万，在大量文献的基础上，研究临床误诊现象，从中探讨避免和减少误诊的措施。由于数据量大，其结论有较强的可信度，总结出的规律对今后临床实践有普遍的指导性。

近 10 年来，计算机互联网技术发展迅猛。随着大数据、物联网、区块链、人工智能在医学领域的不断发力，关于误诊相关的研究也发生了重大变化。陈晓红运用逆向思维的方法，通过对近年来全国中文医学期刊发表的全部误诊文献进行计算机数据分析，发布《中国误诊大数据分析》，提供了现有临床各科容易误诊的疾病 200 余种，包括每一个疾病的误诊率、误诊原因、误诊范围、误诊后果、确诊手段等重要数据。

随着 AI+ 医疗的进一步深入融合，在今后的临床工作中，误诊可能在一定程度得到缓解。AI 在医疗领域的应用，意味着全世界的人都能得到更为普惠的医疗救助，获得更好的诊断、更安全的微创手术、更短的等待时间和更低的感染率，并且还能提高每个人的长期存活率。有研究统计，医疗数据中超过 90% 的数据来自于医学影像，但是影像诊断过于依赖人的主观意识，容易发生误判，进而导致误诊。中华医学会数据称，中国临床医疗每年的误诊人数约为 5700 万。传统医疗场景中，培养出优秀的医学影像专业医生，所用时间长、投入成本大。另外，人工读片时主观性太大，信息利用不足，在判断过程中容易出现误判。而 AI 通过大量学习医学影像，可以帮助医生进行病灶区域定位，减少漏诊误诊问题。肿瘤影像是目前人工智能在医学影像方面应用最多的，其中肺部结节和肺癌筛查、乳腺癌筛查、前列腺癌影像诊断等方面已经广泛应用于医学影像诊疗工作中。智能诊疗将人工智能技术应用于疾病诊疗中，计算机可以帮助医生进行病理、体检报告等的统计，通过大数据和深度挖掘等技术，对病人的医疗数据进行分析与挖掘，自动识别病人的临床变量和指标。计算机通过"学习"相关的专业知识，模拟医生的思维和诊断推理，从而给出可靠的诊断和治疗方案。也许在不久的将来，我们就会对常见疾病的误诊说再见了。

第三章　误诊与误治

如前文所述，患者就医要经过3个阶段：第一阶段为"诊"，察看病人身体内部、外部的情况；第二阶段为"断"，诊视病人而判断其病症，对病症经诊视后做出的结论；第三阶段为"治"，根据之前的诊断进行治疗。就医的最终目的是疾病得到治疗，因此，诊断是治疗的基础，治疗才是诊断的目的。研究误诊的目的也不是误诊本身，而是研究误诊发生的规律，从而避免误诊，使患者得到正确的救治，疾病能够痊愈。因此，我们讨论误诊时，对误治的讨论也是必不可少的。误诊与误治的关系有以下几种：

一、未误诊未误治

医生对患者做出了正确的诊断，并在此基础上给予患者正确的治疗。这是理想的就医状态。

二、误诊误治

发生误诊，也发生了误治。一般情况是因为患者得到了错误的治疗，导致疾病预后未能达到预期，患者才会追究是否是误诊所致。这是我们讨论误诊最常见的情况，也是最严重的情况，例如，甲状腺良性结节被误诊为恶性肿瘤，进而进行了甲状腺全部切除。

三、误诊未误治

虽然发生了误诊，但是治疗却是正确的，没有造成对患者有害的后果，这也是临床工作常见的医疗纠纷类型。虽然未误治，但是由于误诊行为对患者主观感受造成了不好的影响，进而造成了患者对医生的不信任，也容易产生争议。

比较典型的例子就是"安慰剂效应"。吗啡是鸦片类毒品的重要成分，具有良好的镇痛效果，被长期用作止痛药物。在一次医学实验中，科学家使用吗啡持续为一位患者控制疼痛，但是在实验的最后一天，偷偷用生理盐水取代吗啡溶液，结果发现生理盐水产生了和吗啡一样的功效，成功抑制了实验对象的疼痛。在这个实验中，生理盐水充当了一种"安慰剂"，它并没有实际疗效，却产生了和吗啡一样的功效。这就是所谓的"伪药效应"，又称"安慰剂效应"，它是美国麻醉学和医药学家毕阙博士提出的概念，指的是病人虽然获得无效的治疗，但由于预料或相信治疗有效，而让病患症状得到缓解的现象。"安慰剂效应"其实是一种潜意识的自我暗示。心理学家弗洛伊德在其《精神分析学》中，对"潜意识"下了一个精确的定义。他认为，潜意识是在我们的意识底下存在的一种潜藏的神秘力量，这是一种相对于意识的思想；而意识与潜意识具有相互作用，意识控制着潜意识，潜意识又对意识有重要影响。可以说，潜意识具有无穷的力量，它隐藏在心灵深处，能够创造奇迹。因此，虽然发生了误诊，但是通过合适的方式，让患者产生了良好的心理效应，最终疾病得到了痊愈。除此之外，也有可能发生误诊，但是所用药物"误打误撞"针对了同样的病因，也可以导致疾病痊愈。甚至，许多疾病即使不予治疗也会自愈，最简单的一个例子是感冒，感冒大多数是由病毒引起的，而目前我们没有办法很好地对付病毒（不能消除病因），所以，我们做的药物治疗多是对症治疗，比如止痛、止鼻涕、通鼻、止咳、祛痰等，所幸感冒是可以自愈的。这种情况下，即使错误诊断感冒为过敏性鼻炎，对症治疗，缓解症状，而最终不会发生误治，感冒过些日子也会自愈。

四、误治未误诊

医生对患者做出了正确的诊断，但却给予患者不正确的治疗。这种情况与误诊无关，是因为其他种种原因导致治疗出现了问题。

第四章　误诊的原因

研究误诊的目的是避免误诊，进而避免因误诊给患者带来伤害。分析误诊的原因是研究误诊的基础，只有弄清楚了误诊的原因，才能有的放矢采取措施，避免误诊及误诊给患者带来的有害后果。在哲学上认为，原因和结果的联系是事物或现象之间引起和被引起的联系。引起一定现象的现象是原因，由原因所引起的现象是结果。因果是事物时间属性的反映，是事物发展连续性的表现。由于万事万物普遍联系着，所以每一种结果的产生都具有无穷多的原因。这些原因有一类是它本身具有的属性及状态，人们称其为内因；另一类是它所处的外部环境，人们称其为外因。因此，导致误诊的原因必定是多方面的，如果细化起来，甚至可以有无穷多。用不同的归类方法、从不同的观测角度、根据误诊的不同属性来确定，误诊的原因分类也可能不同。

一、从主客观角度

1. 主观原因

主观因素造成的误诊是误诊的主要原因之一，同时也是所有误诊原因中最难以被患者"原谅"的原因。首先，医生是一种职业；其次，每个医生都是一个独立的个体，即使是同一个学校毕业、同一个科室工作，也不可能要求所有医生都符合同样的标准。这些主观原因中，有些是因为工作责任心差，例如，阅读检查影像片时草草结束、敷衍了事，遗漏了重要的影像表现导致误诊；有些是因为缺乏耐心，例如询问病史时，缺乏系统全面的了解，遗漏了重要的临床症状或病史信息，导致判断错误；有的是缺少学习的主动性，尤其是年轻医生面对刚刚接触的临床病例，知识储备不足，又不愿主动学习研究导致知识面窄，诊疗经验不足进而导致误诊发生；还有一些是缺乏正确的思维方式，临床中许多疾病都是多学科交叉的，如果只从某一方面考虑疾病，缺乏系统思维，也容易导致漏诊、误诊。

2. 客观原因

随着社会的进步、人类生活方式的不断变化，以及医学科学的进步，由于疾病谱也在"新旧"交替和转化、临床征象产生变异、典型和非典型病症出现演变等，很多疾病的诊断标准也在不断修正、变化。例如，回顾近40年来美国高血压指南的定义与分类方案，虽然血压分类的细节时常改变，但高血压的诊断标准相对固定，直至2017年新指南将高血压诊断标准下调至130/80 mmHg。新近研究显示，对于血压轻度升高，甚至血压正常者，降压药物治疗也能减少未来发生心脑血管事件的风险。只要收缩压高于115 mmHg，无论是否合并心脏病，降压治疗均有相似幅度的获益。世界著名医学期刊 JAMA 杂志发表一项研究，显示当收缩压超过90 mmHg时心血管事件风险便逐渐增加。因此，基于现有研究，血压低一些更好的理念正在逐渐形成，未来对血压的控制必将越来越严格，高血压的诊断标准及降压目标值有可能会进一步降低。如果临床医生无法及时掌握这些诊断标准的更新内容，将很容易在临床中发生误诊。例如，2019年底暴发的"新冠疫情"，新冠肺炎作为一种人类首次遇到的疾病类型，早先缺乏对该疾病的认识，临床患者的表现超出了现有的认知，必然导致误诊。新冠肺炎诊断和鉴别诊断成为疫情防控的重要一环，《新型冠状病毒肺炎诊疗方案》每版的更新，都在不断地修正，诊断标准不断细化，鉴别诊断越发详尽。除了临床表现，病原学和血清学证据、胸部影像学特征都在不断完善。随着对新冠病毒的不断认识和对新冠肺炎疾病的深入研究，现在已经很难再发生新冠肺炎误诊了。

3. 综合原因

讨论误诊原因，尤其是我国的误诊现象，必然不能忽略整个大的就医环境。现阶段，我国医疗机构以公立为主，医疗资源集中在大型综合性医院。"看病难"一直是全社会的难题，综合性医院人满为患，"排队一小时、看病一分钟"现象是一种常态。一方面，医生出于工作量饱和状态，无法抽出更多时间为病人进行充分的诊疗；另一方面，这种现状恶化了就医体验，加深了医患之间的不信任，导致医患沟通不畅、整个就医过程不完整，进而增加了误诊的风险。

二、从主体角度

一个完整的就医过程，首先是医患双方相互沟通、共同努力、相互配合的结果，此外还需要包括医技科室、护理人员等整个医疗团队的支持才能完成。就医过程本身是患者、医生的社会属性的体现。人不仅具有自然属性，而且具有社会属性。人的社会属性是人与周围的事物发生关系时，表现出来的独有特性。社会是人的社会，人是社会的人，人与社会不可分。人都生活在一定的社会之中，必然具有社会属性。这也导致在就医过程中，不同社会属性的人，难免会发生各种各样的情况来影响误诊。

1. 医生原因

医生医疗行为中常见导致误诊的原因：①对原发病认识模糊及鉴别诊断不清，这种情形较为多见。②三言两语的问诊及粗枝大叶的查体，这些医生未认识到问诊及查体的重要性。有的患者主诉一说出，医生的诊断范围已大致确定，使诊断思维一开始便进入局限状态。③过分依赖辅助检查结果。随着科技的发展，医疗仪器及设备的更新换代，使辅助检查符合率大为提高。某些医生的意识形态中形成了以辅助检查结果作为拟定病情的错误诊断思维方法。④片面地把年龄、地区、性别、季节等作为鉴别诊断要点，致使诊断范围带有绝对性，容易产生一种疾病在另一年龄、地区、季节等出现时的误诊。⑤受既往病史束缚。许多患者的既往病史束缚了医生的诊断思维，致使其认为旧病复发，使误诊得以延续和发展。⑥优先考虑少见病、疑难病，这完全违背了诊断思维原则，常见病在临床上所占比例较大，相对出现概率要大得多。⑦满足于单一病诊断。许多医生希望用一科疾病来解释所有症状体征，忽视其他疾病的存在。⑧病情被常见病所掩盖。常见病在临床上因较为多见，因此出现与常见病相似的部分症状时即想到常见病的诊断，而忽视了进一步的鉴别诊断。以上可以总结为技术原因和态度原因。

（1）医生的技术原因。首先是理论知识水平不足。诊断学是基础学科与临床学科之间的桥梁，也是基本理论与诊断基本技术在临床上的具体运用。基础理论的学习和基础技术能力的训练是正确诊治的基本功。基本功的扎实与否直接关系着诊断的准确性。由于诊断主要依靠医生运用问诊、体格检查、辅助仪器、化验检查等来实现，因此，误诊与主诊医生的临床基本功关系最为密切，这也是误诊发生的最基本原因。

如果专业基础课程没有学好，基础理论水平较差，则会影响专业临床的学习和应用。有些医生片面地认为"治疗疾病主要凭经验"，忽略了理论知识的学习和提高，忽视了实践与理论的统一，于是产生了一些不应该的错误。由于疾病千变万化，经验再丰富的医生也可能遇到从未见过的病例，如果没有扎实的理论知识，就会束手无策，容易造成误诊，因此，业医者必须精技。《医学集成》说："医之为道，非稍不能明其理，非博不能至其约"。《医门法律》亦强调"不精则杀人"。就是说，在学习基本理论时要消化、吸收，经过一番思考，把次要的、非本质的东西与主要的、本质的东西加以区别，掌握具有本质特征的共同点，进行更高层次的概括，找出规律。所以，要特别重视临床基本理论的学习，打好基础，深入理解；多查阅文献和最新研究进展；多参加学术交流提升理论水平。

正确的诊断是理论与经验有机结合的结果，中医理论的形成很大程度上是对长期经验的不断总结，因此，实践经验在中医临床活动中占有重要地位。经验不足常常为临床疾病的复杂性所迷惑而导致误诊。

其次是临床经验不足。诊断需要医生对病人进行观察，而任何形式的观察又总是渗透着自己的理论知识和实践经验。对临床上的同样一种疾病现象，知识和经验不同的医生会作出不同的诊断。只有理论知识和实践经验都丰富的医生才能及时做出正确的诊断。而在理论上既缺乏了解，又没有实践经验的医生，即使疾病的症状体征十分典型，也难以做出正确的诊断，更不用说对于那些症状体征不典型、临床表现复杂的病例了。这是因为，已有的理论经验可以直接指导医生对病史资料的收集和选择，影响其对诊断资料的着眼点和注意力，会从零散的资料中取得能够反映疾病本质的有用部分，为正确的诊断奠定基础。而缺乏理论和经验的医生，对具体病人的病史和体征分不清主次，不能从复杂的现象中认清其本质。临床上许多疾病的误诊率，基层医院高于地市级综合医院，地市级综合医院又高于省级专科医院，其中很重要的原因就与医生理论知识水平的高低和实践经验的多少有关。医生的实践经验和理论知识会直接影响到对病史资料的收集、辅助检查项目的选择和观察结果的评价，同时还制约着医生在整个诊断过程中的思维方法。理论水平较高、临床经验丰富的医生，面对病人的某一不典型特征，可以举一反三，把疾病的现象与本质联系在一起，进行推理分析，最后得出正确的诊断结论；而经验缺乏、理论水平较低的医生，在面对病人的非典型体征表现时，则可能犹豫不决，临时去翻书本对号入座，常常抱怨症状体征不典型而难下决断，即使勉强做出诊断，也容易发生误诊。

此外是临床思维偏差。医生诊断疾病是否准确，关键在于有无正确的临床思维，而正确的临床思维是来自长期反复的医疗实践，因此医疗实践是医生的生命线。医生的临床思维不正确、学识浅薄、经验不足是误诊的根源；工作粗心、问诊不详、检查不周、对临床资料缺乏分析，可使初诊失误；主观自信、临床观察不够而致误诊持续；分科过细、限制思路、临床思维片面、缺乏整体观念也可造成误诊。①采集病史是诊断的第一步，若不准确，将会扰乱临床思维而致诊断失误。在医学发达的今天，病史仍很重要，问诊时若主观、片面，只顾一点，不及其余，按主观想象去套问或暗示病人，或先入为主，人云亦云，使病史缺乏真实性，如见排脓血便者就想到痢疾，不少肠癌、肠套叠等被误诊为痢疾。②体格检查被忽视。某些局限于系统器官的疾病，可有全身性的临床表现；而某些全身性疾病，亦可反映出某局部器官的临床特征。因此，要仔细而系统地进行体检，粗枝大叶、以点带面、不懂装懂等不良作风是导致诊断失误的重要因素，如对扁桃体的假膜认识不足，检查不周，误把白喉诊成扁桃体炎。③临床资料的分析判断不准确。面临诸多临床资料，如何去粗取精、去伪存真，是对临床医生的考验。在整个诊断过程中，症状、体征和各种检查结果是不可分割的整体，若只见树木、不见森林，就易出错。

（2）医生的态度原因。医院的服务对象是病人。医院能不能最大限度地为病人解除疾病痛苦，不仅需要精湛的医术、先进的医疗设备，更需要医务人员具有高尚的医德和全心全意为病人服务的工作态度。许多疾病的误诊不是由于疾病本身的复杂性，也不是由于医生技术水平或诊断思维不高，而是由医生的服务态度、作风不良造成的。医生的主观因素、医德品质和责任心都有可能与误诊存在着显著关系，甚至医生的性格也可能影响诊断的进行。

其主要表现有：医生服务态度不端正，在诊断过程中本来应当收集到的资料，并且当时条件也可以收集到，却未主动去收集，最后导致误诊；在诊断的早期粗心大意，问诊不详细，不求全面地收集病史资料，仅凭有限的资料就下诊断；医生骄傲自满，自以为是，听不进他人的正确意见，在诊断过程中，主观臆断，过分自信；凭自己有限的经验，夸大过去经验体会的作用；对待患者的态度上常常表现为不能认真耐心地倾听患者对病史的陈述；缺乏认真负责、实事求是、细心观察、一丝不苟的医疗作风。

疾病诊断需要经过细致的观察、分析、验证才能得出正确的结论。而那些作风不纯，甚至为私利而违背事实、弄虚作假者，永远也难以获得对疾病的正确认识。因此我们说，良好的医疗作风可以减少误诊、提高医疗质量，而不良的医疗作风是误诊诸因素中不可轻视的原因之一。

2. 患者原因

正确的诊断必须由医生和患者共同完成，就诊第一步就是患者"主诉"，医生对患者的观察和检查都是在患者主诉之后进行的。如果患者在就诊过程中，由于种种原因，在与医生沟通中，有意或者无意对疾病的有关描述存在偏差或者错误，就极容易导致误诊。比如，患者因为文化素质低，或者存在语言、精神障碍，不能完整准确地叙述病史；或者患者年龄小，由别人代诉病史，缺乏准确性。患者需要的是准确的权威信息帮助判断自己的病情，久病成医，世界上最好的医生就是自己，没有任何专家比你自己更了解自己。近年来，随着互联网医疗的不断发展，多数患者在去看医生前都会在网上搜索一下自己的病情，但是，互联网医疗信息良莠不齐，很多都是真假参半、得不到考证的信息，使患者完全偏差了对自身病情的定位。还有患者因为某些个人或者其他原因，故意隐瞒真实病情，导致医生无法得到准确的病史资料，导致误诊。

第五章　误诊的防范

医疗服务是高技术、高风险行业。医疗纠纷通常与医疗活动相伴而生，不可能完全避免。源于医疗服务的特殊性，误诊不可能完全在医学领域消失，但我们可以通过各种方法尽量去避免误诊的发生。

一、树立良好医德医风

原卫生部颁布的《中华人民共和国医务人员医德规范及实施办法》中明确指出，医德即医务人员的职业道德，是医务人员应具备的思想品质，是医务人员与患者、社会及医务人员之间关系的总和。医德规范的基本内容有 7 方面：①医德原则：救死扶伤，实行社会主义的人道主义。时刻为患者着想，千方百计为患者解除病痛。②医患关系：尊重患者的人格与权利，对待患者，不分民族、性别、职业、地位、财产状况，都应一视同仁。③服务态度：文明礼貌，举止端庄，语言文明，态度和蔼，同情、关心和体贴患者。④医疗风气：廉洁奉公，自觉遵纪守法，不以医谋私。⑤保护性医疗：为患者保守医密，实行保护性医疗，不泄露病人隐私与秘密。⑥医际关系：互学互尊，团结协作，正确处理同行同事间的关系。⑦精湛医术：严谨求实，奋发进取，钻研医术，精益求精，不断更新知识，提高技术水平。

2013 年 12 月，国家卫生计生委与国家中医药管理局联合下发《关于印发加强医疗卫生行风建设"九不准"的通知》，在加强医疗卫生行业作风建设，严肃行业纪律等方面发挥了积极的指导作用。

近年来，党中央、国务院对加强医疗卫生行业作风建设提出了一系列新的要求。为进一步规范执业行为，引导风清气正的行业环境，2021 年 11 月 16 日，国家卫生健康委、国家医保局、国家中医药局联合发布《关于印发医疗机构工作人员廉洁从业九项准则的通知》。要求：

（一）合法按劳取酬，不接受商业提成。依法依规按劳取酬。严禁利用执业之便开单提成；严禁以商业目的进行统方；除就诊医院所在医联体的其他医疗机构，以及被纳入医保"双通道"管理的定点零售药店外，严禁安排患者到其他指定地点购买医药耗材等产品；严禁向患者推销商品或服务并从中谋取私利；严禁接受互联网企业与开处方配药有关的费用。

（二）严守诚信原则，不参与欺诈骗保。依法依规合理使用医疗保障基金，遵守医保协议管理，向医保患者告知提供的医药服务是否在医保规定的支付范围内。严禁诱导、协助他人冒名或者虚假就医、购药、提供虚假证明材料、串通他人虚开费用单据等手段骗取、套取医疗保障基金。

（三）依据规范行医，不实施过度诊疗。严格执行各项规章制度，在诊疗活动中应当向患者说明病情、医疗措施。严禁以单纯增加医疗机构收入或谋取私利为目的过度治疗和过度检查，给患者增加不必要的风险和费用负担。

（四）遵守工作规程，不违规接受捐赠。依法依规接受捐赠。严禁医疗机构工作人员以个人名义，或者假借单位名义接受利益相关者的捐赠资助，并据此区别对待患者。

（五）恪守保密准则，不泄露患者隐私，确保患者院内信息安全。严禁违规收集、使用、加工、传输、透露、买卖患者在医疗机构内所提供的个人资料、产生的医疗信息。

（六）服从诊疗需要，不牟利转介患者。客观公正合理地根据患者需要提供医学信息、运用医疗资源。除因需要在医联体内正常转诊外，严禁以谋取个人利益为目的，经由网上或线下途径介绍、引导患者到指定医疗机构就诊。

（七）维护诊疗秩序，不破坏就医公平。坚持平等原则，共建公平就医环境。严禁利用号源、床源、紧缺药品耗材等医疗资源或者检查、手术等诊疗安排收受好处、损公肥私。

（八）共建和谐关系，不收受患方"红包"。恪守医德、严格自律。严禁索取或者收受患者及其亲友的礼品、礼金、消费卡和有价证券、股权、其他金融产品等财物；严禁参加其安排、组织或者支付费用的宴请或者旅游、健身、娱乐等活动安排。

（九）恪守交往底线，不收受企业回扣。遵纪守法、廉洁从业。严禁接受药品、医疗设备、医疗器械、医用卫生材料等医疗产品生产、经营企业或者经销人员以任何名义、形式给予的回扣；严禁参加其安排、组织或者支付费用的宴请或者旅游、健身、娱乐等活动安排。

医学活动本身是对生命的关怀，技术只有在这样的精神境界下才具有意义和价值，生命只有在这样的氛围下才具有尊严。医生首先要怀有恻隐之心，常怀对生命的尊重。正如唐代医家孙思邈所言："人命至重，有贵千金，一方济之，德逾于此"。尊重被看作是医学人文的基础品质，医师的人文素养与品格，首先是对医学人文观的全面理解与认知，其核心是对生命的尊重与敬畏。这是医学人文的基础，也是医学人文实践的前提。现代医学往往忽略患者的痛苦，因此，呼唤人道的医患关系，也就是关心、爱护、安慰、鼓励患者，使患者感到舒适。这应该成为临床医生的重要任务。这也是王一方教授所说的："医生眼里不能只有疾病，没有痛苦苦难；不能只提供技术救助，而放弃心灵的拯救与救赎。"医学的价值不仅体现在解除病痛的技术层面上，更应体现在抚慰和减轻患者精神痛苦的人文关怀之中；医学的功能不仅包含着对生命现象、生命过程的认识和研究，更包含了对生命的整体解读和对生命质量的关注等更多的人文内涵。医生需要在临床实践中，不断体会生命的真谛，要完善人格，换位思考，视他人痛苦如自己的痛苦，抵制金钱的诱惑，真正做到医者仁心，仁者爱人。

二、掌握正确的临床思维

在临床诊断中，既要详细了解病史，又要前瞻性地追踪观察病情动态，要观察其全过程，而不能满足于某一阶段或某一典型表现，不能用固定的模式去套所有的患者。当原诊断不符合病情的发展时，绝不能抱着"初诊"不放，固执原结论势必造成误诊。过分依赖"高新"设备检查和某些"权威"性结论，不做亲身物理检查，不进行理论思维和经验思维，导致许多通过查体即可确诊的疾病，靠高新技术而致误诊率升高。科学的、正确的思维方法是减少误诊的重要保证。长期的临床实践使我们认识到：正确的诊断和成功的治疗，是经验思维和辩证思维有机结合的结果；是临床医生在掌握了丰富临床专业知识的基础上，通过对患者进行调查研究，依靠科学的思维方法进行辨证施治，使患者康复的结果。科学的思维是一种非常复杂的认识活动，它既有医学与哲学相关的认识论、方法论，又有现代医学与新兴科学的相关理论，还包括社会学、心理学、生物学等横向学科的基本理论。我们必须自觉地运用科学的思维方法，使单纯的生物医学模式向生物、心理和社会医学模式（三维医学模式）转变，在思维过程中坚持从人体、自然、社会所构成的整体出发，着重从整体与局部、结构与功能、内部与外部、心理与生理、生理与病理、微观与宏观等多方面的因素，探讨生命、健康和疾病的奥秘，把握疾病产生、发展及转归的规律，减少误诊的发生。要提高临床确诊率，就必须运用科学的思维方法，对具体病人进行具体分析。既不要只根据教科书中记载的典型病例标准按图索骥，也不要恪守文献中若干论点与个人经验，不进行具体的分析而盲目套用。应该针对具体患者，按照医学基本原理，结合他人与自己的实践经验，进行理论联系实际的分析。既不墨守成规，亦不固执狭隘的个人经验，而是按照具体情况，将经验思维和理论思维有机地结合，自觉运用科学的思维方法，实事求是地做出推断。

三、提高医疗技术水平

医生都是从医学院校毕业才开始走向临床的，在医学院校学习的基础知识是相当重要的，只有在学校将医学基础知识牢牢掌握了，走向临床的时候才能够为患者服务，才能够轻松顺利地拿到职业资格。医生要提高自己的业务水平，还有赖于临床带教。临床带教者应该有责任、有耐心地进行带教工作，每一项操作、与患者怎么进行交流等这些技术都需要带教老师细心地传授给下级医生，特别是刚走上工作岗位的"小白"。医生要提高自己的业务水平，还需要与各科室之间搞好互相协作。患者的病情一般不是单一的疾病，很多时候都是几个系统的疾病合并在一起的，比如，骨科患者当中，不少患者都有糖尿病这样的基础病，某医生在骨科方面的业务好，不代表在糖尿病方面也是擅长的，这需要与内分泌科医生一起进行研究，科室之间要合作，才能提高自己的业务水平，下次再接收类似患者的时候就能从容应对。医生要提高自己的业务水平，还需要经常参加医学新知识的培训教育。医学知识都是在发展的，总是停留在现有的医学知识基础上，是不会提高自己业务水平的，在医学的知识海洋里，需要接受新知识的培训，才能更好地为广大患者服务，减轻他们的痛苦，为他们带来福音。医生要提高自己的业务水平，还需要有外出进修学习的机会。到上级医院进修学习，可以使自己有学习新技术、新知识的机会，开拓自己的眼界，这样才能不断提高自己的业务水平，为患者服务。提高医生的技术水平，不仅是诊断水平和治疗水平要好，一个优秀的医生还必须具有良好的沟通能力。在自己所掌管床位上的患者，每天都去查房和他们进行交流，把患者目前的情况告诉他们，需要注意到什么，都要一一交代下来。患者的文化水平也不是在一条线上的，遇到年长的患者，就需要有极好的耐心才能和他们沟通交流；遇到一些难缠患者的时候，得会交流、应对，这样才能使自己的业务水平提高。提高医生的技术水平，还需要医生自己进行点点滴滴的积累，将自己在临床工作当中遇到的特殊病例所采取的诊疗措施都记载下来，为自己以后进行科研做好准备；还要在前辈的基础上做出一些创新，这样自己的业务水平才会得到不断的提高。

四、提升患者就医安全意识

发现病情，及时就诊。人一旦病了，身体各方面都会有很明显的不适状态，有的严重了，就如老话说的"病来如山倒"，所以，感觉自己不是平常的状态，或者身体明显不舒服，就应该及时采取措施，或者休息，或者吃药，或者就诊，避免拖延时间，"耽误"救治。

不要相信网络上不权威的诊断和治病方法。虽然现在网络上有一些医药相关的网站和内容，但毕竟不是经过权威部门验证或者批准的，特别是一些不正规的网站，随意发一些治病方法等内容。所以，不能随便搜索一下，看到哪个内容看似可信就按上面写的来治，完全有可能会因为错误的内容导致患者病情更加严重。

不能相信无从考证的偏方。民间确实流传着很多治病的偏方，不能否认都是没有效果的，但确实是有一些没有科学根据，或者根本就是迷信的方法，不但对缓解病情没有任何作用，还有可能使病人雪上加霜，耽误救治时间，使病情恶化。

不明病情时，不能去小诊所。有些个人开的小诊所，医生的资质和水平都比较差，也没有高级的医疗仪器进行必要的检查，很难判断真正的病情。如果医生唯利是图，在自己不明真实病情的情况下，胡乱用药，患者就不仅是多花冤枉钱的事了。

去医院看病时，防止被医托哄骗。外地或者农村的患者去大城市的医院求医时，要到医院挂号处询问和挂号。不能在大门口和不明人员说话或者透露自己的情况，有些医托伪装得很深，所以不能轻信任何人，医院挂号窗口里面的人是不会骗你的。一旦被医托控制了，那就不只是误诊那么简单了。

在医生诊治病情时，要正确描述自己的症状。将自己发病的时间、身体的不适位置和感觉都如实地向医生说明，如果知道发病的原因是最好的。另外，需要的话，要和医生说明自己患有的其他疾病，在医生诊断病情和开处方时都有很大的帮忙。不能隐藏自己的病情，或者夸大症状，导致医生错误诊断。

五、加强医院管理和制度落实

坚持患者利益第一的原则，为患者提供及时服务是对医疗服务工作的基本需求。工作中，要切实改善医疗服务态度，牢固树立全心全意为患者服务的思想，强化及时服务观念。例如，危重患者做 CT、拍片、化验，要有医务人员跟随，以防不测。

合理使用抗生素及其他治疗药物，及时将可能出现的不良反应向患者说明。对一些有风险的医疗活动，如各种手术、介入治疗等要实行告知制度，并积极推行诊疗双签字手续，签字后的协议一式两份，一份放入病历，一份由医疗单位统一保存，防止发生纠纷后出现举证困难。

规范管理、提高科学管理水平。管理是一门科学，管理可以出质量、出效益。在医院管理中，误诊不能杜绝，但误诊率的高低反映了医院的管理水平。因此，提高科学管理水平，发挥医院的整体功能，层层把关，使广大医务工作者进一步树立全心全意为患者服务的思想，把误诊率降到最低水平。

提高服务质量，加强内涵建设，认认真真提高诊疗水平，是提高医疗质量的基础，也是防范误诊的关键。应该指出的是，涉及医疗纠纷的病例，病历综合质量偏低，所以，要认真写病历，对接诊时间、抢救时间及用药时间等及时记录，加强医务人员的业务学习，不断提高医疗业务水平，加强医疗质量管理，严格执行各项规章制度和技术操作规范，抓事故教训，逐级落实医疗质量责任制。

强化继续教育。随着疾病种类的变化、人口老龄化的到来、致病因素的多元化，青年医师在校学习的医学科学知识，已经不能适应医学的发展。因此，加强青年医生的再培养、再教育、再提高已是当务之急。要健全医院行之有效的规章制度，如首诊医师负责制、各种会诊制度、三级医师查房制度、24 h 值班制度、三查七对制度等。

认真执行技术常规，谨慎诊疗。医疗服务的对象是患者，医护人员要用如履薄冰、如临深渊的态度对待每一个患者，实行谨慎服务。各项诊疗操作和护理，均有一定技术操作规程要求，它是为了保障操作正常进行、避免失误而制订的，在诊疗操作和护理工作中必须认真遵照执行，诊断依据要充分，最大限度减少误诊、漏诊。

建立和谐医患关系。和谐的医患关系有利于对患者的正确诊治，也有利于医患矛盾的化解。医务人员在向家属交代病情或医治方案时，要注意场合和分寸。患者有生命危险、需要住院或留院观察的，要告知疾病的风险，向家属或患者交代后，仍拒绝住院或观察的，要由患者或家属签字。真正做到病情解释要科学、预后交代要清楚，这一点对避免技术性误诊和客观性误诊尤为重要。

第六章　临床常见疾病误诊

一、骨科疾病

1. 颈椎病

该病是指因颈椎间盘退行性改变本身及其继发性改变刺激或压迫邻近组织，并引起各种症状和体征的颈椎疾病。其常见的临床症状有颈肩臂疼痛、颈部活动受限和上肢麻木等。但由于颈椎病变时对邻近颈神经根、脊髓、椎动脉及交感神经等组织刺激或压迫的不同，其临床表现各异，甚至出现一些特殊的症状，有的症状又与其他疾病的症状极为相似，因而极易造成临床上的误诊误治。

与颈椎病相混淆的疾病排名前三的分别是心血管疾病、神经系统疾病和脑血管疾病。临床医生对于颈椎病的定义与分型的认识还较模糊笼统，往往容易把出现颈部不适的疾病贸然诊断为颈椎病，或把存在特殊症状的颈椎病诊断为其他疾病。

颈椎病的常见误诊原因有以下几点：①查体及询问病史不细致；②对颈椎病的特异性表现及"其他疾病"的临床特点缺乏足够的认识；③诊断思路狭窄，诊断疾病存在主观臆断，凭借可疑的症状或辅助检查依据便下诊断结论；④过分依赖影像学检查，盲目相信影响学检查结果；⑤受患者并发症的误导；⑥个别病例临床表现不典型，或疾病本身较为罕见；⑦学科之间协作不够，对于怀疑非本专科疾病的患者未及时请其他专科会诊。因此，对颈椎病诊断的规范化便成为颈椎病目前亟待解决的问题之一。

颈椎病是一个包括范围广、相似疾病多、概念不一致的疾病群。目前对颈椎病概念、范畴和分型认识模糊，是导致颈椎病误诊的重要原因。因此，明确颈椎病的概念、范畴和分型，有助于颈椎病的诊断和学术界的交流。

2. 骨折

属于骨科的常见疾病类型。近年来，随着我国交通行业、工业行业的发展，因交通事故、工伤等引起骨折的患者人数持续增多。临床上根据骨折部位的不同，可分为肋骨骨折、四肢骨折、骨盆骨折、脊柱骨折等类型。不同骨折类型的诊断难度存在一定的差异性。X线、CT、核磁共振检查等，是当前临床诊断骨折的重要手段，其中X线检查的应用最为广泛，是骨折诊断中不可或缺的检查方式。根据放射诊断的影像图资料，临床医生可以直接、清楚地观察骨折的具体情况，包括骨折部位、性质、严重程度，以及骨折部位与邻近组织结构的关系等，能够为疾病确诊提供非常重要的参考依据，对患者尽早获得科学治疗具有显著意义。然而，临床实践表明，受诸多因素的影响，部分骨折患者在放射诊断时出现了误诊，导致临床治疗不及时或错误治疗，最终给患者造成了无法弥补的后果。

此外，高能量损伤因致伤暴力大，常造成多发伤，一处或多处骨折明显，而容易导致某处不明显骨折的漏诊。多发伤患者难以一一清楚主诉每一受损部位，检查者也常常只重视患者主诉的外伤部位，注意力集中于显而易见的损伤而忽视系统全面的体检，因而易使一些症状较轻、体征不明显的损伤被漏误诊。最易被漏误诊的是同一肢体多发伤中症状较轻微者，尤其是关节部位损伤。客观上，骨干部位骨折后，骨折引起的症状和体征对相邻部位损伤的症状和体征有一定的干扰和掩蔽作用，使其他伴发的损伤不易被发现，如不认真检查很容易发生漏诊。例如，车祸伤的高能量损伤更易发生骨折、脱位、神经损伤、软组织损伤的漏误诊；同一解剖单元的多处骨折，如股骨干骨折合并股骨颈骨折，股骨骨折的疼痛和畸形症状掩盖了髋部骨折的症状和体征，易发生漏诊；部分脊柱骨折合并截瘫，因就诊时患者家属和医师注意力往往只集中在造成截瘫的骨折部位，忽视了其他不易觉察到的骨折损伤。大量此类病例的发生警示骨科医师，发现肢体一处主要部位损伤后，不要满足于已发现损伤的诊断，应警惕同一肢体其他部位伤的可能，尤其应注意对骨折骨干两端关节的体检和X线片检查。

3. 痛风

该病是尿酸代谢障碍引起的疾病。临床以屡次发生急性关节炎、血尿酸增高、尿酸盐沉积在软组织内形成痛风石为特征的四肢关节的疾病。在骨科门诊经常遇有这样的患者，因关节红、肿、热、痛而就诊，而医师则首先考虑风湿性关节炎、滑膜炎，多发关节者则多考虑为类风湿性关节炎等，予以抗风湿治疗。虽经治疗后症状暂时缓解，因经常反复发作，病情逐渐加重时才引起医师们重视，甚至有误诊长达数年者。

对本病认识不足，早期症状不典型，症状多样，询问病史不仔细，也是造成误诊的原因。如果想要判断是否为痛风，可以根据尿酸水平的高低来判断，通过尿酸是否过高能够进行区分。痛风发病的人通过检查会发现尿酸水平过高，处于超标的状态中；假性的痛风患者一般尿酸水平较为稳定，但是通过检查可以发现血液中白细胞计数增加，这是两者的区别；还可以通过疼痛的部位进行判断，痛风在发病过程中尿酸盐堆积，大部分患者会出现关节骨骼的疼痛表现，特别是脚趾红肿、热痛是比较明显的。

假性的痛风多出现在膝关节部位，一般在局部大量活动、走路或者爬楼梯的过程中会突然间感觉到疼痛，这种疼痛与痛风引发的疼痛不同，可以通过这一点进行区分，有可能是局部的关节炎引发的不良症状。痛风在持续发展的过程中尿酸盐堆积，可能会出现尿酸性肾结石，进而对肾脏造成损伤。而假性的痛风主要跟关节或者骨骼本身的病变有关，一般不会累及肾脏，因此肾脏疾病发病的风险存在差异，可以通过这一点进行区分。

4. 骨肿瘤

该病种类繁多，在同一种类中可因阶段、部位和个体因素不同，不仅病理组织有变化，且其大体解剖和 X 线表现也有一定的变异。因而，常常出现一些"特殊"或"不典型"的征象，类似某些骨关节病变而导致误诊，直接关系到临床处理和病人的安危，尤其是一些骨恶性肿瘤（特别是骨肉瘤）。为此，必须重视这些与骨肿瘤相似的非肿瘤病变的特点，加强两者间的横向分析，找出鉴别的关键所在，最大限度地减少或避免误诊。

多发性骨髓瘤是骨髓克隆性浆细胞肿瘤，由于机体基因突变、甲基化改变、基因和 mRNA 失调，以及造血微环境的改变，导致骨髓克隆性浆细胞无控性增殖、凋亡受阻，是危及人类生命的一种常见的血液系统肿瘤。因其临床表现的复杂性和非特异性，可以牵涉全身多个组织和器官。多发性骨髓瘤的患者经常会出现骨质的溶解和破坏，有的时候有可能会出现病理性骨折，病人容易到骨外科进行就诊。也有多发性骨髓瘤的患者有可能会出现蛋白尿、血尿，有的时候有可能会出现管型尿，慢性肾衰竭等，容易误诊为肾脏的疾病。多发性骨髓瘤的患者还容易出现头晕、眼花、嗜睡、昏迷、视力减退，有的时候可能出现意识障碍，容易误诊为神经内科疾病。多发性骨髓瘤的患者还经常可能出现皮肤的肿块，也有可能会出现软组织的肿块，有时候会误以为实体瘤。多发性骨髓瘤的瘤细胞可以侵犯身体的多个组织和器官，临床表现复杂多样，如果是非血液科的医生，有可能会误诊为其他的疾病。选择骨髓形态学检查具有特殊的诊断意义。

5. 股骨头坏死

该病是骨科领域常见的一种关节破坏性疾病，病情进展较快，致残率极高，若能在早期得到准确诊断及治疗可最大限度保留髋关节功能。但在临床中，本病早期阶段症状和体征常不典型，易误诊为其他疾病而错失最佳治疗时机。晚期股骨头发生塌陷变形可致髋关节功能障碍，最终患者不得不接受人工关节置换。

常见的误诊情况为：因腰腿疼痛，误诊为腰椎间盘突出症；因久劳久行后出现髋部疼痛，误诊为髋关节骨性关节炎；因剧烈活动后髋部疼痛，误诊为髋关节滑膜炎合并股骨头骨髓水肿，或误诊为其他软组织损伤、髋关节积液、先天性髋关节发育不良、髋关节结核、系统性红斑狼疮等疾病。

部分人群往往因医疗意识较差或医疗条件有限，初次就诊大多前往基层医院，基层医院医生对该病的认识及鉴别诊断能力相对较差，容易造成初次就诊误诊现象。若长期从事负重类工作的患者出现髋部疼痛不适，尤其在内收内旋位时，应高度怀疑此病。此外，当发现患者股骨头一侧有坏死时，要格外重视另一侧的检查，以免漏诊。诊断腰椎间盘病变者应常规行髋部影像学检查以排除本病，相关医生在临床工作中要做到详细询问病史、仔细查体、选择敏感影像学检查，并全面综合分析病情，以减少或避免本病的误诊误治。

二、肿瘤科疾病

哈佛大学曾针对美国大量医疗事故进行调查后得出一个结论：在所有疾病中，癌症是最容易被误诊的。生活中我们也会有这样的体会：许多被查出患有肿瘤的患者，往往一拿到检查报告就已经被告知自己的病程处于中晚期了，其中，"被误诊"或者"被漏诊"是最为常见的。

1. 胃癌、肠癌、肝癌

胃癌。因为临床上胃癌早期症状往往不是很典型，患者通常表现为上腹胀痛等类似慢性胃肠疾病的症状，极易被误诊为胃溃疡，并接受了错误的治疗。经过一段时间治疗症状并未减轻时，进一步检查才明确诊断，错过了"早发现、早诊治"的机会。在易混淆的良恶性病变中，消化系统肿瘤最为常见，贲门癌常被误诊为反流性食管炎，鳞状细胞癌常被误诊为病毒性食管炎。

肠癌。一般青年人大肠癌的误诊率高达 78.5%。我国青年人患大肠癌的特点为疼痛症状突出，易出血。由于就诊时患者多属晚期，容易发生急性肠梗阻，所以，约 40% 的患者是以腹痛为第一表现的。至于出血，大多不会引起患者的重视，常当作痔疮治疗很长一段时间，造成病情的延误。肠癌的早期症状与痔疮有很多相似之处，因此，做到早期区别大肠癌和痔疮很重要。直肠癌则会有明显的肛门下坠感。如果发现有早期症状，如便血、大便次数增加、大便形状异常、腹痛等一定要及时去医院检查，做到早确诊早治疗，这是保证大肠癌得到有效治疗的关键。

肝癌。早期由于起病隐匿，无明显症状，易发生误诊；一旦出现上腹饱胀、肝体积明显增大、肝区疼痛及消瘦等症状，多已属晚期，失去了治疗最佳时机。此外，肝癌的某些症状与体征因缺乏特异性，也易与其他疾病混淆。肝硬化原发性肝癌常发生在肝硬化基础上。据统计，至少 80% 的肝癌伴有肝硬化，而因肝硬化最终导致肝癌者占 15% ~ 75%。故对肝硬化患者，特别是其中的乙肝、丙肝病毒感染者，应高度警惕肝癌的发生，要定期做相关检查。此外，医院在收治肝硬化并发上消化道出血患者时，医生的工作常主要放在止血措施和防肝昏迷等方面，而忽视患者可能已存在的肝癌，特别是弥漫性肝癌，导致误诊或漏诊。肝癌患者的消化道症状以腹泻为主，易误诊为慢性肠炎或吸收不良综合征。

2. 肾癌

该病是泌尿系统常见恶性肿瘤之一，占全身恶性肿瘤的 2% ~ 3%，近些年呈上升趋势，加上我国居民平均寿命的延长及影像医学技术的发展，肾癌的检出率较以往有所提高。肾癌患者早期症状多不明显，常于肿瘤增大压迫尿道出现相关临床症状才就诊并被发现。肾癌临床表现极不一致，易误诊为其他疾病。容易被误诊为其他疾病居前三位的是肾囊肿、肝癌、泌尿系结石。

通常成年人的肾肿瘤可见三型：肾实质发生的肾癌占 80%，肾盂发生的肾癌占 20%，肾胚胎癌在成人中罕见。而发生在 1 ~ 3 岁儿童中的肾癌则主要是肾胚胎瘤，此病在 5 岁以上儿童中罕见。肾癌易误诊的原因有：①疼痛虽然是肾癌特有的症状之一，但患者常因疼痛不甚剧烈，而未能去医院检查；②无痛的血尿呈间歇发作，经常容易被患者忽视，未能去医院检查；③少数的肾癌患者由于癌细胞转移发生较早，转移癌的病象非常明显，而原发癌的病象尚未被发现，如骨转移可出现骨折、局部肿块，脊椎转移可引起腰痛、下腹麻木等；④患者的症状不典型或仅有一个症状，这样的例子屡见不鲜，也容易被患者和家人忽略，未能去医院检查。

临床医师提高对肾癌临床特点的整体认识是避免误诊的关键。及时完善特异性检测项目，对高度怀疑诊断为肾癌的患者应及时进行全面系统的检查，诸如腹部 B 超、CT、MRI 等影像学检查，取得患者的信任并做好细致的问诊及体格检查。注意鉴别诊断并警惕以肾外表现就诊的肾癌，对以肾外表现为首发症状就诊者尤应高度警惕肾癌。

三、肛肠外科疾病

如肛瘘。肛瘘的发生与肛腺感染、盆腔感染、外伤、炎症性肠病等有关，目前占主导地位的是"肛腺感染学说"。目前认为肛瘘和肛周脓肿是同一疾病的不同阶段，均因肛腺感染导致，前期为肛周脓肿，后期为肛瘘。肛瘘是肛周皮肤与肛管直肠相通的炎症性管道，高位复杂性肛瘘病因、病理变化复杂，主管位置高，穿过不同的肛门括约肌层面，支管多并弯曲，可伴脓腔，诊治具有一定难度，临床存在一定误诊率。

高位复杂性肛瘘人群发病率较低。临床症状表现多样，缺乏特异性，以流脓、疼痛、排便困难为主，部分患者既无反复流脓史，也无肛周肿痛史，肛周体征具有隐蔽性，部分外口及瘘管位于肛周皮肤皱褶处，外口闭合后不易被发现。如果诊断思维狭窄、病史问诊不详细、查体遗漏体征、临床经验缺乏、对影像学检查或伴随疾病重视不够，常误诊为痔疮、肛周脓肿、坐骨结节囊肿伴感染等疾病。

临床医生接诊以肛周流脓、肿痛为主要表现者，应考虑到高位复杂性肛瘘可能，并重视病史询问，认真查体，尤其是肛周视诊和肛门指检。对怀疑高位复杂性肛瘘者，应及时行影像学检查协助明确诊断，包括瘘管造影、肛周体表超声、经直肠腔内超声、螺旋 CT 三维重建、MRI 等，必要时可结合多种影像学检查手段，有助于提高诊断准确率。

四、风湿免疫相关疾病

如干燥综合征。干燥综合征是一种以侵犯泪腺和唾液腺等外分泌腺、具有高度淋巴细胞浸润和特异性自身抗体（抗 SSA/SSB 抗体）为特征的结缔组织病。本病病因不明，起病多隐匿，大多数患者很难说出明确起病时间；同时，临床表现多样，可涉及全身多个系统，病情轻重差异较大。外分泌腺病变引起的口、眼干燥一般多为本病首发症状。

此外，患者还可出现全身症状，如乏力、低热等；部分患者会出现系统损害，如较为常见的关节、肌肉疼痛；还会累及皮肤、血管、肺、肾、消化、神经、血液等系统和脏器并出现相应症状，临床中误诊较为常见。

临床上常被误诊的疾病居前 5 位的是类风湿关节炎、过敏性紫癜、低钾性周期性瘫痪、瘙痒症和肝炎。风湿免疫科是内科学中起步较晚、发展较落后的学科，几乎所有的县级医院及部分三甲医院还没有成立风湿免疫专科，甚至没有风湿免疫专科医师，而大多数非专科医师对本病的认识不足，如收住科室既往接触病例不多或未接触过该病，则发生误诊的可能性极大。

干燥综合征，如以紫癜为主要表现就诊皮肤科，就有可能被误诊为过敏性紫癜，再加上检查血小板低，则有可能被误诊为血小板减少性紫癜；如以皮肤瘙痒就诊，可能会被误诊为瘙痒症；如以四肢无力就诊，加上检查血钾低，则可能会被误诊为低钾性周期性瘫痪；如以乏力、转氨酶升高为主要表现就诊消化科，有可能会被误诊为肝炎；如以夜尿多为主要表现就诊肾内科，有可能被误诊为肾小管酸中毒。另外，还会因出现相应的临床表现被误诊为肺纤维化、间质性肺炎、结膜炎、支气管炎、慢性胃炎等。本病误诊的主要原因还是经验不足，没有认识到 SS 可累及全身多个脏器，造成多个系统、器官损害，出现多种临床表现。

五、妇产科疾病

如妇科急腹症。腹痛是急腹症的主要症状，腹痛发生过程复杂，腹膜腔对缺血、炎症、扭转、扩张、压力、牵拉等刺激较敏感，临床中很多妇科急症易与外科疾病混淆，导致误诊。

异位妊娠常以腹痛、腹内出血为首发症状，极易误诊为肝脾破裂、阑尾炎、肠系膜损伤出血等。其鉴别要点是有停经史、不规则阴道出血、腹痛为突发性撕裂样痛渐扩至全腹性质，宫颈举痛、后穹隆穿刺抽出不凝血，尿妊娠试验阳性等。

急性盆腔炎累及其他部位时，极易与外科病混淆。临床特点是双侧下腹痛伴压痛、体温升高，宫颈举痛明显伴脓性分泌物流出，细菌培养以淋球菌、衣原体为主，抗生素治疗有效。

右侧卵巢囊肿蒂扭转和输卵管积水扭转的特点为，突发下腹疼痛伴恶心、呕吐、疼痛固定、宫颈举痛、肿痛明显，盆腔 B 超可探及囊性混合物。

卵巢巧克力囊肿破裂可引起急性下腹痛，其特点为有痛经史、经期出血，B 超检查可发现盆腔包块，腹腔穿刺可抽出巧克力色积血液体。卵巢滤泡破裂出血的临床特点是排卵期出血，伴有血性腹膜炎体征、无停经史和不规则阴道出血史、腹部和后穹隆穿刺抽出不凝血、妊娠试验阳性、妇科检查和 B 超检查盆腔有肿块中的一项，可与外科疾病相鉴别。

急性出血性输卵管炎以腹痛、腹腔内出血为主要症状，其特点是发病前有流产史、以炎性渗出为主、出血量一般不超过 500 mL、突发下腹痛、阴道出血、肛门坠胀、有感染现象、妊娠试验阴性，可与阑尾炎、脾包膜下破裂出血鉴别。

因此，女性急腹症初诊时，外科医生应注意：①充分考虑女性腹部生理、病理、解剖特点；②详细询问腹痛性质，既往病史、月经史、婚育史；③行全面外科检查，对可疑病例应请妇科会诊；④ B 超或 CT 辅助检查有助于排除妇科疾病；⑤对不能排除的妇科疾病而手术指征明显者，应选择下腹直肌切口，以便发现妇科疾病时延长扩大切口。

六、心脏相关疾病

如急性心肌梗死（AMI）。AMI 是在冠状动脉（冠脉）病变的基础上，发生冠脉血供急剧减少或中断，使相应心肌严重而持久的急性缺血，导致部分心肌急性坏死。通常 AMI 发生原因为在冠脉不稳定斑块破裂、糜烂基础上继发血栓形成，导致冠脉持续、完全闭塞。AMI 是冠心病最严重的后果，临床上，根据患者典型胸痛表现、心电图演变特点，以及血清心肌损伤标志物测定，诊断该病一般不难。但约有 20% 的 AMI 因缺乏典型临床表现、心电图特征和心肌酶学改变，易误漏诊。

AMI 临床表现与梗死灶的大小、梗死部位、侧支循环建立情况密切相关。主要表现为：①疼痛：是 AMI 最先出现的症状，主要部位为中段或上段胸骨体，后可波及心前区，甚至横贯前胸，界限不清。疼痛常可放射至左肩、左臂内侧达无名指和小指，上腹部，下颌、颈部、背部上方。疼痛多发生于清晨安静状态下，程度一般较重，持续时间较长，患者常烦躁不安、出汗、恐惧、胸闷或有濒死感。少数患者可不出现疼痛，一开始即表现为休克或急性心力衰竭（心衰）。②全身症状：包括有发热、心动过速，并伴白细胞增高和红细胞沉降率增快等。③胃肠道症状：该病疼痛剧烈时常伴有频繁恶心、呕吐和上腹胀痛等胃肠道症状，与迷走神经受坏死心肌刺激和心排血量降低、组织灌注不足等有关。肠胀气也不少见，重症者可发生呃逆。④心律失常：以室性心律失常多见。⑤低血压和休克：约20%的AMI患者可发生休克，主要为心源性休克。⑥心衰：主要为急性左心衰，发生率32%～48%。

误诊疾病主要为消化系统疾病、循环系统疾病和呼吸系统疾病，最常见被误诊为急性胃肠炎、脑血管病、急性心衰、胆囊胆道疾病、支气管炎、心律失常、急性胰腺炎、胃十二指肠溃疡、肺源性心脏病和肺炎等，据统计急性心梗可能被误诊的疾病高达70余种。

误诊的原因主要有以下几方面：

1. 疼痛不典型

（1）部位不典型。典型部位：多在胸骨后或左侧胸部，范围通常是弥散，而不是局限或点状。不典型部位：常见的放射部位疼痛，如左肩背部、左颈部、左下颌、咽部、牙齿、左臂、左手的第4及第5指疼痛等；邻近部位疼痛，如右胸痛、上腹部疼痛。原因分析：心肌缺血缺氧时酸性代谢产物刺激交感神经传入纤维，经胸交感神经 V_1～V_5 节沿传入神经传至脑产生痛觉，痛觉向 C_2～T_{10} 的任何部位放射，如向颈部、下颌、肩部及手背放射，引起相应部位的疼痛或不适。当心肌梗死不是以胸闷、胸痛为主要表现，而是以放射部位疼痛或不适为主要表现时，易误诊为局部的疼痛，如咽喉部疾病、牙痛、背痛、肩周炎等。

（2）时间不典型。典型：AMI的胸闷、胸痛持续时间大多超过20分钟，持续数秒或数十小时的胸闷、胸痛一般并非AMI引起。不典型：在变异型心绞痛基础上出现的AMI，其胸闷、胸痛持续时间可明显长于一般的心肌梗死；侧支循环丰富、部分再通、再次梗死，以及梗死—再通反复出现的患者其胸闷、胸痛持续时间也可明显延长。

2. 无痛性心肌梗死

老年人AMI无痛者多，且随年龄增长胸痛者减少。原因分析：可能是老年人痛阈增高，痛觉神经功能降低，敏感性和反应性较差，或冠状动脉病变广泛严重，侧支循环丰富，易形成局限性的小梗灶，可出现无痛性心肌梗死。糖尿病合并末梢神经炎，或心脏自主神经纤维变形、断裂、数量减少，甚至消失，致使疼痛感觉障碍和传导阻滞。

3. 以消化道症状为主要表现

原因分析：下壁心肌梗死可以上腹痛为主要和首发症状，常伴或不伴腹泻、腹胀、恶心、呕吐等症状，少数患者可有反射性肌痉挛、不同程度的上腹肌紧张，极易被误诊为急腹症。大部分学者认为，AMI时的腹痛症状与下壁心肌梗死相关，一方面是心脏下壁邻近膈面，下壁心肌梗死时，膈容易受到刺激而产生症状；另一方面是迷走神经传入纤维的感受器基本都位于心脏下壁表面，心肌缺氧、缺血会刺激迷走神经，导致心脏下壁梗死引起腹痛。

非下壁心梗引起腹痛原因可能有：①急性心梗时由于迷走神经兴奋占优势，导致部分患者会出现以腹痛为主的症状；②急性心梗的牵涉痛反射到了腹部；③急性心梗时腹部内脏的反射反应引发腹痛。

4. 以畏寒、发热为主要表现

原因分析：由于心肌梗死后，心肌坏死物质被吸收所致畏寒、发热，白细胞计数升高，但发热一般在疼痛发生后24～48小时，体温一般在38℃左右，很少超过39℃，常误诊为感染性疾病所致畏寒、发热。

5. 以脑血管病为主要表现

原因分析：AMI患者，尤其是患有高血压和糖尿病患者均存在不同程度脑动脉硬化、脑供血不足，当发生AMI后，由于心排出血量减少和严重心律失常，脑组织存在严重缺血缺氧，导致头晕、头痛、倦怠、肢体瘫痪、抽搐、昏迷，甚至出现缺血性脑卒中等神经系统症状，患者常无胸痛而被误诊为脑血管疾病。因此，对临床表现为脑血管病的冠心病高危患者，常规心电图检查尤为重要。另外，脑卒中的患者也经常出现异常心电图，也应注意鉴别。

6. 以并发症，如心力衰竭、心律失常、心源性休克及猝死为主要表现

原因分析：部分AMI患者在梗死前，由于长期供血不足，导致心肌萎缩、纤维化、硬化舒缩功能下降，一旦发生AMI，可以急性心衰为主要表现，引起咳嗽、咳痰、呼吸困难，如患者原有慢性咳嗽、咳痰史易误诊为肺源性呼吸困难。泵衰竭，右室心梗及发热出汗、呕吐致血容量不足，而导致心源性休克，易误诊为其他原因休克，特别是有发热、肺部啰音易误认为感染。

有下列情况应首先考虑到AMI的可能：①中老年人无明显诱因突发心力衰竭或慢性心力衰竭突然加重；②无明显诱因突然周围循环衰竭；③老年人在慢性支气管炎急性感染基础上，突然胸闷、憋气加重而与肺部体征不符者；④在高血压、糖尿病基础上突然出现胸闷、憋气、大汗和血压下降；⑤突然出现严重心律失常，活动或劳累后加剧，伴

大汗、恶心、呕吐等；⑥老年人下壁、心肌梗死常合并右室梗死，但右心衰竭症状常不明显，往往以左心衰竭为主，如下壁心肌梗死患者，中心静脉压高，血压低，双肺野清晰，心源性休克，提示可能合并右室梗死。

7. 症状被其他疾病掩盖

原因分析：老年患者、糖尿病患者、手术后患者、有严重疾病的患者，AMI 时的胸闷、气短、乏力症状容易被原有的慢性阻塞性肺疾病、肺部感染、慢性心力衰竭、血容量不足等原有疾病引起的症状所掩盖，即使是胸闷、气短加重也易被误认为是原有疾病加重所致，而忽视了 AMI 的可能性。

8. 心电图缺乏典型表现

心电图是诊断心肌梗死的重要手段，但也有其局限性。与 AMI 相关的心电图变化，除了常见的 ST 段压低或抬高，还有室性心律失常、室内或房室传导阻滞、R 波幅度降低等。R 波幅度的动态变化，特别是胸前导联 R 波幅度下降或丢失，表明已经发生了心肌梗死，从早期干预的角度比出现异常 Q 波更有意义。AMI 的心电图改变还有 V_5 或 V_6 导联 Q 波消失、胸前导联 R 波递增不良或逆递增、胚胎型 R 波、对应导联 ST 段有改变等。已有缺血性 ST-T 波改变的患者，发生 AMI 时可能不出现新的改变或出现"假性正常化"。容易出现假阳性的情况，如早期复极、左束支传导阻滞、预激综合征、Brugada 综合征、急性心包炎或心肌炎、肺栓塞、蛛网膜下腔出血、代谢障碍，如高血钾、心肌病、压力性心肌病、胆囊炎、导联位置错误、使用三环类抗抑郁药或吩噻嗪类药物等。容易出现假阴性的情况，如既往有 Q 波形成的心肌梗死、持续 ST 段抬高、右室起搏、左束支传导阻滞等。

9. 心肌坏死标志物的局限性

肌钙蛋白升高有一定的时间段，一般在 AMI 发生后 2 ~ 3 小时才能检测到。另外，外周血中检测到心肌坏死标志物只代表有心肌结构蛋白释放入血，并不能说明其准确来源，并不一定代表 AMI，特别是使用高敏的方法检测时。心肌细胞的更新、凋亡、降解产物释放、膜通透性增加以及坏死等都可能释放心肌肌钙蛋白。心肌坏死标志物低浓度增高时，值得注意的是，除外心力衰竭、肾衰竭、心肌炎、心律失常、肺动脉栓塞、冠状动脉介入治疗及旁路移植术等原因所致的升高，只有出现与心肌缺血相关的心肌坏死标志物增高才能诊断 AMI。当不能检测心肌肌钙蛋白时，首选检测肌酸激酶 MB 型同工酶。

总之，不典型 AMI 隐匿性强，因此，临床医师要加强对不典型 AMI 的认识，对疑似患者应立即行心电监测或动态观察心肌酶学变化，早期诊断，避免误诊延误治疗，降低病死率。

七、儿科相关疾病

1. 川崎病

即皮肤黏膜淋巴结综合征，表现为急性发热、出疹等全身血管炎症，主要症状有发热、颈部淋巴结肿大、口唇皲裂出血、皮疹等，是一种急性疾病，可能引发严重的心血管病变。一旦出现病变，将可能出现冠状动脉瘤和血栓等症状，将严重威胁患者生命。由于症状的多样、不典型的临床表现，常常在诊断时出现误诊的情况，导致治疗延迟，引发严重的并发症。

现今，多认为川崎病是一定易患宿主对多种感染病原触发的一种免疫介导的全身性血管炎。部分阳性体征持续时间短，到医院就诊时已消失，造成误诊，从而延误治疗时间，使病情加重。部分医师治疗时，采用激素进行退热，会掩盖掉川崎病的症状，增加诊断的难度。此外，相关医护人员对川崎病缺乏足够的认识也是造成误诊的成因之一，例如，诊断时发现患者发热并伴咳嗽等症状，常常只考虑肺部及呼吸道感染，发现患者心电图异常只考虑心肌炎，发现患者出现皮疹仅考虑过敏性紫癜等。这些过失都可能将川崎病误诊为其他类型病症，进行错误的治疗。当发现治疗无效时已经延误了最佳治疗时间，造成病情恶化。

如果患儿出现持续性发热超过 5 天，体温常达 39 ℃以上，抗生素治疗无效；有结膜下出血或充血症状；唇红皲裂，舌乳头突起、充血；急性期手足硬性水肿，恢复期指趾端蜕皮；多形性皮疹，肛周皮肤发红、蜕皮；淋巴结肿大，排除其他疾病后，需要考虑"川崎病"。

2. 咳嗽变异性哮喘

该病是威胁儿童健康的常见呼吸系统疾病，也是引起学龄期、学龄前儿童慢性咳嗽的主要原因。该病是一种特殊类型哮喘，也被称为隐匿性哮喘、过敏性哮喘、咳型哮喘，主要症状或唯一症状为慢性咳嗽，无其他明显阳性体征，经常被误诊为"支气管炎"和"反复上呼吸道感染"等疾病，误诊率高达 95%，如果不进行明确诊断和对症治疗，可能会进展为典型哮喘。

儿童咳嗽变异性哮喘的诊断依据如下：①咳嗽持续＞4周，常在运动、夜间和（或）凌晨发作或加重，以干咳为主，不伴有喘息；②临床上无感染征象，或经较长时间抗生素治疗无效；③抗哮喘药物诊断性治疗有效；④排除其他原因引起的慢性咳嗽；⑤支气管激发试验阳性和（或）PEF日间变异率（连续监测2周）≥13%；⑥个人或一、二级亲属过敏性疾病史，或变应原检测阳性。以上第1～4项为诊断基本条件。PEF又称呼气流量峰值，是指用力肺活量测定过程中，呼气流量最快时的瞬间流速。通过袖珍式峰速仪来测定。支气管激发试验具有一定危险性。试验时吸入激发物浓度应从小剂量开始，逐渐增加剂量。试验时应备有急救器械和药品，需有经验的临床医师在场。

临床医生应加强对该病的认识，熟知其临床表现及鉴别诊断，对抗生素治疗无效的慢性咳嗽要警惕该病的可能；临床医生应扩展诊断思维，不能按照常规思维匆忙诊断为常见病，应当纳入少见疾病作为考虑范围；接诊医生不能单凭常规检查、主诉、临床经验进行诊断，应当仔细、全面的综合分析病情；对于应用止咳药物、抗生素长期治疗效果不明显的上呼吸道感染、支原体肺炎、支气管炎等可疑病例，可进一步行支气管舒张及激发试验、肺功能检查；杜绝糖皮质激素、抗生素的不规范使用及滥用，严格掌握治疗适应证。

八、呼吸科相关疾病

1. 肺栓塞

该病是体循环的各种栓子脱落阻塞肺动脉及其分支引起肺循环障碍的临床病理生理综合征（PE）。最常见的肺栓子为血栓，由血栓引起的肺栓塞也称肺血栓栓塞。患者突然发生不明原因的虚脱、面色苍白、出冷汗、呼吸困难、胸痛、咳嗽等，并有脑缺氧症状，如极度焦虑不安、倦息、恶心、抽搐和昏迷。临床表现不典型：PE临床表现多样，可涉及呼吸、循环、神经等多个系统，临床只有不到30%的患者出现呼吸困难、胸痛、咯血典型"三联征"表现。误诊最常见的疾病是肺炎、肺结核和左心衰竭：由于肺栓塞在X线片上常见的表现是片状阴影、胸腔积液和肺实变影，易于产生肺炎和肺结核的错误诊断；由于患者往往出现突发的呼吸困难和咳嗽，如果不能用肺部炎症解释，又易于归咎于左心衰竭。究其误诊的根本原因，对肺栓塞认识不足是误诊的主要因素。由于认识上的欠缺，导致未进行相关的基本检查，部分患者缺乏临床症状和体征、胸部X线片无异常发现和影像学的延迟出现也是出现误诊的原因。

急性 PE 常突发起病，病死率高，早期诊断与干预对患者预后至关重要。应提高对各类疾病的诊断敏感性，形成发散性思维。加强对该病不典型临床表现的认识，认真询问病史，了解是否存在 PE 发病的风险因素。对于合并有高危因素患者，出现呼吸困难、胸痛、胸闷、心悸、咯血、咳嗽、下肢水肿、不明原因的晕厥、心动过速、颈静脉怒张或肺部啰音等表现时，即使无典型"三联征"表现，也应考虑 PE 的可能。尽快安排行血气分析、D– 二聚体检测、心电图、肺动脉造影等检查以获取更多有利于 PE 诊断的信息，避免误漏诊。心电图对 PE 的诊断价值相对较小，但是可协助排除冠心病等心源性疾病。

2. 慢性支气管炎

该病是气管、支气管黏膜及周围组织的慢性非特异性炎症。临床以咳嗽、咳痰为主要症状，每年发病持续 3 个月，连续 2 年及以上。当合并肺癌时，早期不易发现，尤其 X 线片呈慢性支气管炎改变而无明显球型影及伴有毛刺样改变者，易造成误诊误治，从而失去早期治疗的时机。

慢性支气管炎患者的反复感染，或斑痕组织刺激、各种病毒、真菌等感染，机体免疫力低下均可使肺癌的发病率上升，可能是由于支气管黏膜的纤毛柱状上皮细胞受慢性炎性刺激损伤，纤毛丧失，基底细胞化生，不典型增生和发育不全，最终突变成癌。慢性支气管炎有长时间咳嗽病史，也可能痰中带血，喘憋症状可随疾病的进展而加重，当合并肺癌时出现咯血或由胸水或肺不张而导致的胸闷、憋气症状，易误诊为慢性支气管炎的加重所产生。早期 X 线表现不典型。肺癌（主要指中央型肺癌），早期肺不张是不完全的，通常表现为较粗大的索条状阴影和斑片状致密阴影，特别是发生在两下肺野时更易解释为慢性支气管炎表现。慢性支气管炎在 X 线上表现较复杂，除有肺纹理增强、紊乱、纤维病变外，有时还有肺炎和肺不张，因此，在这些复杂影像中虽有肺癌表现也往往易被误诊。肺癌患者可表现为刺激性干咳，系肿瘤浸润支气管内膜或（和）肿瘤压迫支气管导致肺不张所致。支气管腺癌可直接刺激气道感受器引起咳嗽，常不伴胸片异常改变，一旦慢性支气管炎患者出现咳嗽性质的改变、治疗效果不佳、咯血、一个肺段或肺叶范围的肺不张、胸痛、体重减轻、胸水等应进行排癌检查。痰细胞学检查是传统的诊断手段，多次反复送检可提高确诊率。及时进行胸部 CT、胸部 MRI、纤维支气管镜、肺活检、肿瘤标志物等检查，力求对肺癌能早期诊断和及时治疗。

中篇

误诊与医疗损害

第七章　医疗损害概述

第一节　医疗损害的相关概念

在探讨误诊与医疗损害的时候，首先要弄清楚在医疗损害的发生与处理过程中涉及的医学概念和法律概念，这些概念对于解决医疗损害具有重要的意义。

一、医疗损害

根据 2010 年实施的《侵权责任法》相关规定，医疗损害指在诊疗护理过程中，医疗过失行为对病人所产生不利的事实。一般医疗损害直接表现为患者的死亡、残疾、组织器官的损伤及健康状况相对于诊疗前有所恶化等情形，是对患者生命健康权及身体权的侵害；此外还可表现为对患者隐私权、名誉权的损害，甚至给患者带来财产上和精神上的损害。其后果的表现形式主要分为死亡、残疾或功能障碍、丧失生存机会、丧失康复机会等。

依据《医疗事故处理条例》第 4 条，医疗损害后果除上述所讨论的几种形式外，还有其他形式（其他后果）。条例虽未对其他后果进行明确定义，但在《医疗事故分级标准（试行）》中列举了所特指的一些损害后果，这些损害后果主要是由于医务人员的过失行为造成病人正常组织器官的轻微损害或功能障碍。医疗损害可分为医疗技术损害、医疗伦理损害、医疗产品损害。医疗技术损害是指医疗机构及医务人员从事病情的检验、诊断、治疗方法的选择，治疗措施的执行，病情发展过程的追踪，以及术后照护等医疗行为，不符合当时既存的医疗专业知识或技术水准的过失行为。医疗伦理损害是指医疗机构及医务人员从事各种医疗行为时，未对病患充分告知或者说明其病情，未对病患提供及时有用的医疗建议，未保守与病情有关的各种秘密，或未取得病患同意即采取某种医疗措施或停止继续治疗等，而违反医疗职业良知或职业伦理上应遵守的规则的过失行为。医疗产品损害是指医疗机构在医疗过程中使用有缺陷的药品、消毒药剂、医疗器械及血液及制品等医疗产品，因此造成患者人身损害的医疗行为。

二、医疗纠纷

关于医疗纠纷的概念，目前存在不同的理解，很多学者都有自己的看法，主要有广义说和狭义说。医疗纠纷区别于其他民事纠纷的特性也值得我们关注。明确医疗纠纷的具体定义和特性，对深刻理解医疗纠纷的范围和责任、解决医疗行为的种种问题具有重大作用。

1. 狭义说

认为医疗纠纷是指患者在接受、使用医疗机构提供的医疗服务过程中与医疗机构发生的纠纷。这种纠纷仅发生在医疗行为过程之中，如由于医方的原因致使医疗行为结束后无法达到双方约定的身体状态，或者造成患者人身健康或精神损害，或者医患双方对于相关权益问题有不同的理解。

2. 广义说

认为医疗纠纷是指患者及其家属与医疗机构及其工作人员之间发生的纠纷。这种纠纷不仅限于购买、接受、使用医疗服务的过程中，只要纠纷的一方为患者，另一方为医方，都构成医疗纠纷。这种观点认为医疗纠纷不仅包括在医疗行为过程中发生的人身或者物质伤害、在患者与医疗机构制定的医疗合同过程中发生的因为权利义务所引发的合法权益问题，还包括由于意外事件、自然地理状况等与合同和医疗服务无关的纠纷，例如患者在医院的食堂就餐中毒、由于暴风雨把医院玻璃打碎而割伤病人等。

从上述归纳可以看出，广义的定义范畴比较大，包括狭义的定义。作者比较赞成广义的观点，认为医疗纠纷是一个比较广泛的概念，可以包含医院医务人员与患者及家属或单位之间发生的所有矛盾纠纷。其通常是指医方与患方在医疗过程中对于某一项事务不能达成一致意见，或者由于医疗过失所造成的人身财产损失而引起的一切纠纷。如果该医疗纠纷是由于医务人员的过失造成的，则称为医疗过失纠纷，其余则为非医疗过失纠纷。非医疗过失纠纷包括意外事件、自然地理原因、病情自然恶化、非医方人员干扰和家属方面的不配合等原因。目前对医疗纠纷没有一个准确的定义。从广义而言，凡病人或其家属对诊疗护理工作不满，认为医务人员在诊疗过程中有失误，造成病人的伤残或死亡，以及诊疗延期或痛苦增多等情况，要求卫生行政部门或司法机关追究责任或赔偿损失的事件，在未查明事实真相之前，统称为医疗纠纷。医疗纠纷是一种争执。2018年10月1日起施行的《医疗纠纷预防和处理条例》中将医疗纠纷定义为：医患双方因诊疗活动引发的争议，基本符合广义定义。

我们在谈论误诊与医疗损害时，更多的是指因为误诊导致了医疗损害后果进而产生的医疗损害责任纠纷。

三、医疗事故

医疗事故是医患纠纷所涉及的最重要的概念之一，它不仅是个医学概念，同时也是一个法律概念。根据国务院2003年发布的《医疗事故处理条例》第2条规定，医疗事故是指医疗机构及其医务人员在医疗活动中，违反医疗卫生管理法律、行政法规、部门规章和诊疗护理规范、常规，过失造成患者人身损害的事故。与1987年国务院发布的《医疗事故处理办法》中对医疗事故所做的定义相比，有了很大变化：

1. 重新界定了医疗事故的主体

原《办法》中医疗事故的主体界定为医务人员，未规定医疗机构可成为医疗事故的主体。但实际上责任是由医疗机构承担的，故事故主体与责任主体有不一致之虞。新《条例》中对这一问题进行了重新界定，将医疗事故的主体规定为医疗机构及其医务人员。

2. 扩大了医疗事故的范围

原《办法》中将医疗事故界定在诊疗护理过程中，直接造成病员死亡、残疾、组织器官损伤导致功能障碍的范围之内。新的《条例》将"诊疗护理过程中"改为"在医疗活动中"，不再限于诊疗护理过程中。同时，医疗事故也不限于直接造成病员死亡、残疾、组织器官损伤导致功能障碍的事故，而是扩大为给患者人身造成损害的所有情况。也就是把原来的医疗差错也纳入到了医疗事故的范围之内。

医疗事故不仅是患者可以按照《医疗事故处理条例》获得民事赔偿的前提，也是确定责任人员的行政责任，以及对医疗机构进行行政处罚的基础。但是，这不等于说医疗事故是所有的医患纠纷中确定医疗机构是否承担民事责任的唯一根据。在很多情况下虽然构不成医疗事故，但不等于说医疗机构不承担民事赔偿责任。

《医疗事故处理条例》颁布以前，对于构不成医疗事故但医疗机构确实又存在过错的情况，按医疗差错判令医疗机构承担责任。《医疗事故处理条例》将医疗差错纳入了医疗事故的范围，这意味着在处理医患纠纷过程中，不再有单独的医疗差错概念。但这是不是意味着在医疗活动中，只要构不成医疗事故，医疗机构就不存在民事责任？这种认识是不恰当的。虽然，《医疗事故处理条例》第49条第2款规定："不属于医疗事故的，医疗机构不承担赔偿责任。"但《医疗事故处理条例》属于一部行政法规，其适用只局限于医疗事故处理范围之内。因此，对于虽不构成医疗事故，但依照法律规定，医疗机构应当承担责任的，医疗机构不能以此推诿。对于在医疗活动中对患者造成侵害，但构不成医疗事故的，通常称之为非事故性医疗侵害。

四、非医疗行为引起的其他医患纠纷

医患关系是复杂的，不管是医疗事故也好、非事故性医疗侵害也好，均是因医疗行为而引起的，一般通称为医疗纠纷。但是，在医疗活动过程中，还常常涉及各种各样的法律关系，这些法律关系虽不涉及医务人员的具体医疗行为本身，但也是常见的、容易引起争议的，因而是应当引起重视的。这类纠纷主要有以下类型：

1. 因医疗机构违反保密义务给就医者造成的名誉权侵害或隐私权侵害。

2. 因预防接种引起的纠纷。

3. 无民事行为能力人或限制民事行为能力人在医疗机构就诊期间侵害他人或受到人身侵害而引起的纠纷。

4. 因卫生保健引起的纠纷。

5. 其他。

这种纠纷是难以一一列举的，在实践中的表现也是相当复杂的。由于很少有人专门系统地对这一问题进行讨论，在实践中的处理也非常困难。

第二节　医疗纠纷现状

一、国内现状

2015 年中国医师协会发布了《中国医师执业状况白皮书》，显示近 60% 的医务人员受到过语言暴力，13% 的医务人员受到过身体上的伤害。医疗纠纷的更严重后果是，越来越多的医生对执业环境不满。这份白皮书的调查数据显示，在 2014 年的调查中，近 70% 医务人员不希望子女从医。他们感受到的工作压力主要来源于：工作量特别大占76.50%，医疗纠纷多占 71.76%，患者的期望值太高占 72.71%，伤医事件频发占 69.60%，行业竞争非常激烈占 29.11%。中国医师工作的压力主要不是来源于行业本身的竞争，而是来源于医疗行为产生的工作量大、医疗纠纷多、患者过高的期望及伤医事件频发。

长期以来，中国的医患关系在持续恶化。据相关报道，2010 年全国共发生医闹事件 17 243 起，比 5 年前多了近 7000 起。在诊疗人次增加的同时，医疗纠纷也越来越多。有学者梳理了 2000—2015 年的媒体报道，发现暴力伤医事件总体呈上升的趋势，其中2005—2013 年是两个爆发性增长的高峰。2005 年发生 27 例暴力事件，占总数的 9.3%；2013 年发生 59 例，占总数的 20.3%。从全国法院受理的医疗纠纷案件来看也是如此，从2006—2016 年，法院受理的医疗纠纷案件数量多了一倍。我国医疗事故案件（2010 年后为医疗侵权案件）除 2003—2004 年有小幅回落之外，自 2004 年之后进入增长期。

近年来，随着各项法律法规的出台，以及法治建设的快速发展，医患关系紧张度有所缓解，通过鉴定、诉讼等途径维权的医疗纠纷越来越多，但同时暴力伤医事件依然频现，即使在 2020 年新冠肺炎疫情期间，仍出现了多起引起全国热议的暴力伤医事件，例如，北京市朝阳区民航总医院一名急诊科医生被杀死、北京朝阳医院一名眼科医生被砍伤。中国医疗纠纷现状依然不容乐观，仍是一个全社会将要长期面临的问题。

二、国外现状

医疗纠纷是一个全球问题，不同国家对待医疗纠纷如同"八仙过海，各显神通"，有各自的方法，对我国有很好的借鉴作用。在美国，医院门口都有安检，装备金属探测仪防止带凶器入内。2004年，美国职业安全卫生管理局（OSHA）就颁布了第一版《医疗和社会服务工作者防止工作场所暴力指南》（以下简称《指南》），就如何建立一个安全的医疗环境，避免和防范暴力侵入，提出了可操作的指标。《指南》有以下3方面规定：一是医院的报警防范设施与警方的合作。如医疗场所必须安装报警钮，配备手持报警器、移动通讯步话机等有效的报警系统；医院大门必须装备金属探测器，以避免凶器入内；必须装备24小时监控系统；设置紧急员工避险房间，保证治疗区有备用出口；家具布置和治疗区陈设应避免妨碍员工脱困，避免设置容易刺激暴力或被利用来行凶的物品。美国各地警方非常注意在医院附近的巡逻，病患家属很难进入治疗区和住院区，进入者都要签到并佩戴通行证等。二是美国的医院多有严格的门禁制度，医院须建立暴力记录的患者"限制访客"名单，并发放给护士站和访客签到处；医院有权了解患者的行为是否有暴力或攻击倾向；建立一个发现有攻击性行为的问题患者记录本。三是对医护人员的建议，如不鼓励佩戴项链等饰品，防止发生冲突时伤及自身等。《指南》公布后，各医疗单位加强了防护措施，许多医院还建立了专门调解医患纠纷的机构——"伦理委员会"。该机构会就如何治疗、何时停止治疗、采取何种恢复手段等，与患者及家属充分沟通。医患纠纷发生后也会首先和患者接触，倾听对方意见，并进行充分沟通、协调。这一措施将许多可能导致医患纠纷的隐患提前消化，也可在医患矛盾发生后，有效缓解患者方面的抵触情绪。

在加拿大，患者除非急诊，一般要先看家庭医生，再由家庭医生决定是否进行体检，以及是否找专科医生或专门医院就诊。家庭医生其实类似一个"收发室"，疑难杂症和大病都会转去专科医生或医院处，这样一来，病患能直接接触的家庭医生不负治疗责任，负有治疗责任的专科医生、医院又不和病患直接接触，有效保护了医护人员的安全。与美国不同，加拿大医院允许甚至鼓励患者家属陪护，但对住院时间控制严格，加上医生是自由职业者，非手术轮候时间一般不在医院，且通常不固定在一个医院里，这些都有效减少了医患摩擦的发生。值得一提的是，加拿大同样实行严格的医药分家，医院和医生本身只有处方权没有售药权，医院治疗的主要项目均由全民医保支付，医患之间基本不存在金钱往来，这在很大程度上降低了医患矛盾的发生率。

英国的医患关系比较和谐，很少有纠纷产生。但由于英国的医生与医院是雇佣关系，如果因为医生的诊疗导致病人受伤害，医生必须直接承担法律责任。可以说，英国医生随时要面临被起诉的风险和高额赔偿。因此，为保护医生的合法权益，同时让患者得到合理赔偿，英国设立了 MPS 医师自助组织。MPS 是全世界最大的医生互助责任保险组织之一，拥有 24.5 万多名会员，会员专业几乎涵盖临床医学的所有领域。会员按期交纳会费，所有会费都将用于处理医疗赔偿案件。MPS 可以帮助医生处理病人的投诉，使医生和医院都脱离了赔偿的具体事务。它保护了医生，同时也把保护病人利益放在同等重要的位置，并不袒护医生，不搞"医医相护"。为降低组织自身风险，MPS 积极参与对医生的再教育、打击伪劣医疗和揭露庸医，不断淘汰不好的医生，提高医生的医疗和法律水平，保护了更多病人。

日本的医患关系比较融洽，主要得益于 3 个原因。首先，预约制度的存在，使医院很少有人满为患的时候，始终能维持一个适度宽松的环境。其次，非常值得一提的一点是，在各医院的大楼里，经常能在布告栏上看到"患者服务至上委员会"的字样。这是医院为患者提供一些便利服务及人文关怀而特设的一个部门，目的是让患者能够享受优质的服务和温暖的关怀。具体实施内容包括提供各种生活供需品、指派护工人员、接待投诉、聆听烦恼、收集患者意见等，也会定期给医务人员开设一些接待患者技巧的培训。最后，日本的医院都相当重视对患者隐私的保护。相比较之下，国内几乎一片空白。保护患者的隐私体现在很多细节，包括病床必须配帘子，学生见习需要征得患者同意，病历中患者照片涉及隐私部位时用纸帘遮盖等，这也从一定程度上避免了矛盾产生。

德国医疗技术发达，医疗水平享有盛誉。但德国卫生组织公布的统计资料却显示，德国每年的医疗事故总数仍高达 10 万起，其中 1/4 事故导致病人死亡。对于医疗事故引起的纠纷，当事人除了通过法院寻求解决途径外，采用最多的还是庭外解决的方式。医疗事故发生后，病人或家属一般先与当事医生或院方进行直接接触以确认事实，并协商可能的赔偿问题。如果协商未果，病人可以向医疗事故调解处求助，该机构专为解决医患纠纷设立，目的是避免医患双方"对簿公堂"或打"马拉松医疗纠纷官司"。

新加坡处理医患矛盾的方式和德国很相似，虽然该国目前没有专门针对医患关系的立法，但医院对医疗事故、医疗纠纷和病人的投诉比较重视，设有专门的纪律和投诉调查委员会。新加坡 1997 年成立医疗纠纷调解中心，鼓励和平化解医患矛盾。

俄罗斯处理医疗纠纷一般倾向于通过法律手段来解决。俄罗斯患者权益的法律保障在多部法律中都得到体现，如行政违法法典、消费者权益保护法、民法、刑法、民事和刑事诉讼法、医学司法鉴定法，另外还有一项贯穿多项法律的原则——维护公民健康。

在俄罗斯，"不良医疗后果"分为 3 类：医疗事故、过失和医务人员在疏忽或蓄意的状态下实施的违法行为。一旦发生不良医疗后果，患者或其亲属可向有关医疗机构的行政管理部门、州一级卫生主管机构、市或地区司法机关，以及为患者提供医疗保险的单位提出索赔要求。通常医疗行政管理部门在收到书面索赔要求后，须在 30 天内做出书面决定。患者或家属若对结果不满意，则可向法院提起民事诉讼。

第三节　医疗纠纷的发展趋势

解决医疗纠纷是世界性难题。美国、日本、德国、韩国等国家虽然在医疗纠纷处理上各有特点，但也都不同程度存在解决周期冗长、患者获赔困难、医患对立加剧等问题。

2013 年以来，我国在国家层面出台了一系列有关化解医疗纠纷、维护医疗秩序的文件、措施，一些地方也注重医疗纠纷的预防和人民调解，出台了地方性法规或相关政策，取得了实效。医疗纠纷数量和涉医违法犯罪案件数量出现了连续 5 年"双下降"的良好势头，但纠纷总量仍处于高位水平。

国务院 2002 年制定的《医疗事故处理条例》对预防和处理医疗纠纷发挥了作用，但主要调整的是医疗事故引发的医疗纠纷，预防措施的针对性不够强，而且关于医疗事故赔偿的规定也难以适应新形势的要求。近年来，通过人民调解解决医疗纠纷取得较好效果。为进一步总结实施情况，并将通过人民调解解决医疗纠纷这一成功做法加以规范和推广，有必要将这些从实践中探索积累的经验上升为法律规范。基于以上情况，为推动医患双方依法解决纠纷，构建和谐医患关系，国家制定了《医疗纠纷预防和处理条例》并于 2018 年 10 月 1 日实施。

总的来看，我国医疗纠纷发生率低，医患关系主流是好的。主要表现在：一是医疗纠纷和涉医违法犯罪持续下降。2013 年以来，全国医疗纠纷总量累计下降 20.1%；涉医案件累计下降 41.1%。2018 年 1 ~ 8 月仍保持持续下降的趋势。2017 年全国门诊人次 81.8 亿，住院人次 2.4 亿，同诊疗服务量相比，医疗纠纷发生率较低。二是医疗纠纷多元化解机制已经形成。超过 85% 的二级以上医院设立投诉专门管理部门。医疗纠纷人民调解成为主要渠道，每年超过 60% 的医疗纠纷通过人民调解方式化解，调解成功率达到

85%以上。三是医疗风险分担机制基本确立。全国有11万余家医疗机构参加了医疗责任保险，北京、江苏等20余个省份建立调保衔接工作模式，为处理医疗纠纷提供了有力保障。但是，由于人口基数大，医疗纠纷总量仍将长期处于高位，随着法律的不断完善，我国医疗纠纷问题将一定程度取得好转。

第四节　医疗纠纷相关法规

改革开放至今，我国国家层面关于医疗纠纷预防与处理的立法（既包括专门的统一立法，也包括医疗纠纷预防处可能涉及的相关环节，如鉴定等；既包括法律法规规章等，也包括规范性文件和司法解释等，下同）进程可以分为5个阶段，分别为改革开放至《医疗事故处理办法》（以下简称《办法》）前、《办法》实施阶段、《医疗事故处理条例》（以下简称《条例》）实施阶段、《侵权责任法》实施阶段、《医疗纠纷预防与处理条例》及《民法典》实施阶段。

阶段一，改革开放至《办法》实施前。从国家层面来看，这一阶段只有原卫生部颁发的两个规范性文件：《关于预防和处理医疗事故的暂行规定》和《关于坚决防止医疗责任事故的通知》（当时尚未形成"医疗纠纷"这一概念）；而各省份先后制定出台的关于医疗事故处理的相关规定，为国家出台《办法》提供了经验。在这一阶段，虽然颁布了《中华人民共和国经济合同仲裁条例》，人民调解制度也作为人民群众自治的重要内容被载入《宪法》，但医事仲裁、医疗纠纷人民调解等理念尚未提出，医疗事故鉴定也是根据相关地方立法进行。

阶段二，《办法》实施阶段。1987年6月29日，国务院发布了《办法》（1988年1月1日生效实施），这是我国从国家层面首次出台的专门规制医疗事故及其处理的行政法规。随后，原卫生部发布了《医疗事故分级标准（试行）》和《关于〈医疗事故处理办法〉若干问题的说明》等配套法律文件。在这一阶段，相关立法中的一个重要举措是在1997年10月1日起施行的修订后的《刑法》之第335条，增加了"医疗事故罪"这一罪名，并明确了该罪的定义及其量刑。该法条结束了原有的同一行为罪行不同的情况。同样，《办法》未对"医疗纠纷"的概念、构成要件，以及医疗事故以外的医疗纠纷案件如何处理做出规定，即《办法》只能解决因事故造成的纠纷，对事故以外的纠纷则无能为力。关于医疗事故的鉴定，在《办法》颁布实施后，各级法院基于对《办法》第 11 条的理解，普遍认为应由医疗事故技术鉴定委员会来进行；且该委员会所称的鉴定结论为法院诉讼受理医疗事故案件的前提条件，即事实上的"鉴定前置"。鉴于此，最高人民法院先后发布了多次司法解释，最后明确医疗事故技术鉴定并非法院受理案件的前置条件；但最高人民法院也未明确其他机构所做的鉴定结论同样可作为证据在法庭上提供。反而，地方法院做了更多更大跨度的探索，例如，泸州市中级人民法院在其于 1999 年 11 月 5 日下发的《关于审理医疗损害赔偿案件的若干意见（试行）》中规定，法定科学技术鉴定所的鉴定结论也可作为诉讼证据提供给法庭，具体采用何种结论，由法庭确定。在此阶段，虽然有学者建议"在我国建立医事纠纷仲裁制度"，但从立法上看，并未在《仲裁法》（自 1995 年 9 月 1 日起施行）框架下得以体现。"医疗纠纷人民调解"的理念仍无人提出。

阶段三，《条例》实施阶段。2002 年 4 月 4 日，国务院发布《条例》（2002 年 9 月 1 日施行），随后发布了《医疗事故技术鉴定暂行办法》（2002 年 9 月 1 日起施行）和《医疗事故分级标准（试行）》（2002 年 9 月 1 日起施行）等配套法律文件。《条例》在重新定义"医疗事故"的概念时扩大了医疗事故的范围、制定了明确的赔偿标准、变更了鉴定机构。《条例》仍然只是对医疗事故的处理做出了规定，而且还有这样的表述："医疗机构不承担不属于医疗事故的赔偿责任"。这显然是和我国《民法通则》和相关民事法律制度的规定相冲突的。鉴于此，2003 年 1 月 6 日，最高人民法院颁布了《最高人民法院关于参照〈医疗事故处理条例〉审理医疗纠纷民事案件的通知》（以下简称《通知》，已失效）。正是这个司法解释，第一次提到了"医疗纠纷"；但是，仅此而已，该司法解释未对"医疗纠纷"做进一步的界定，只是将"医疗纠纷"分为"医疗事故"和"因医疗事故以外的原因引起的其他医疗赔偿纠纷"，并规定了两种医疗纠纷适用不同的法律、鉴定和审理程序，造成了司法实践中法律适用"二元化"。概括起来，在这一阶段，法院处理医疗纠纷侵权案件的主要法律依据有《条例》《通知》《民法通则》《民事诉讼法》和《最高人民法院关于民事诉讼证据的若干规定》（以下简称《规则》，已被修改）《最高人民法院关于审理人身损害赔偿案件适用法律若干问题的解释》（以下简称《解释》）等司法解释。关于鉴定，医疗事故鉴定适用《条例》和《医疗事故技术鉴定暂行办法》《医疗事故分级标准（试行）》，而医疗事故以外的其他医疗赔偿纠纷的鉴定，则适用《通知》《人民法院对外委托司法鉴定管理规定》《关于司法鉴定管理问题的决定》等法律文件。

在此阶段，学界、实务界关于建立"医事仲裁制度"的呼声高涨，但仍是"纸上谈兵"。"医疗纠纷人民调解"的理念已被提出，且部分省、市、县成立了医疗纠纷调委会，介入医疗纠纷的处理，但未有专门的法律对其进行规制。

阶段四，《侵权责任法》实施阶段。《侵权责任法》于 2009 年 12 月 26 日通过，2010 年 7 月 1 日正式实施。该法用专章规定了医疗损害责任，"医疗损害责任"这一概念就是对医疗纠纷中所有责任的概括和统一，也就是说，《侵权责任法》是对医疗纠纷而非仅对医疗事故造成的损害进行规制。

医疗纠纷鉴定两元化问题并未随着《侵权责任法》出台而消失。为了解决这一在司法实践中必须面对的问题，一些省级司法机关出台了关于医疗损害鉴定的相关规定，有的是仅专门针对鉴定的，有的还包括举证责任、赔偿责任等内容。从各地司法文件来看，各地法院关于鉴定启动的规定并不一致，大致可分为 3 种模式：一是医学会鉴定优先启动模式，如江苏和上海；二是医学会鉴定启动和司法鉴定启动并列模式，如浙江、安徽、广东；三是司法鉴定启动优先模式，如北京。

阶段五，《医疗纠纷预防与处理条例》及《民法典》实施阶段。2018 年 6 月 20 日国务院第 13 次常务会议通过了《医疗纠纷预防和处理条例》（以下简称《条例》）。该《条例》以维护医患双方合法权益及平衡双方权利义务为宗旨，以 4 章、共计 56 条的形式，详细规定了医疗纠纷预防和处理的具体实施要求，这标志着我国医疗纠纷的预防与处理立法进程得到了纵深推进。

《医疗纠纷预防和处理条例》首次将"医疗事故的赔偿"更改为"医疗纠纷的调解"，规范了医疗责任分担机制，明确了医疗事故责任主体的多重性，但其第五十五条却明确规定对诊疗活动中有关医疗事故方面的行政调查处理，仍参照《医疗事故处理条例》的相关规定予以执行——这就意味着，这两个均属于由国务院颁布的现行有效行政法规的条例并行适用，实践中两个条例内容冲突时，则按照"新法优于旧法"的法律适用原则，《医疗纠纷预防和处理条例》优先适用。此外，该《条例》还明确了建立完善医疗风险分担机制，规范新闻媒体的职责和作用，强化医疗质量安全的日常管理，拓宽了患者查阅复制病历资料的范围，确保医患双方权利义务对等，建立健全医患沟通机制及投诉接待制度；建立了多渠道、多方式的医疗纠纷预处机制，明确了人民调解的重要作用。《条例》通过详细规定医疗机构、患者、新闻媒体、卫生行政部门及人民调解部门在处理医疗纠纷过程中的行为准则和法律责任，体现了我国医疗卫生法治发展的进步性，对化解医疗纠纷具有里程碑式的意义。

《民法典》是我国第一部以法典命名的法律，是一部从出生到死亡让人一生有法可依的法律，具有里程碑意义，其中第七编第六章为"医疗损害责任"。随着 2021 年 1 月 1 日开始实施，与医疗纠纷相关的《侵权责任法》和《民法通则》等法律同时废止。《民法典》第七编第六章为"医疗损害责任"，这一章的前身为《侵权责任法》，对于"医疗损害责任"的规定，对部分内容有所修订。主要有以下几个方面：①进一步明确了在医疗损害责任纠纷案件中，无论是医疗机构，还是医务人员，在诊疗过程中因过错给患者造成损害的、承担法律责任的主体均为医疗机构。②具体规定了医疗机构的说明义务和患者的知情权。具体来说：一是增加规定医务人员履行说明义务时应"具体"，这样就可以避免医疗机构采取格式化的书面告知形式，这种告知往往流于形式，容易引发医疗纠纷，当然这也对医务人员工作提出了更高要求，不仅要求医务人员在法定情形下履行说明义务，而且说明内容要"具体"；二是"书面同意"变"明确同意"，即医务人员在履行告知义务时，可以根据情况采取口头、录音、录像等多种方式，取得患方明确同意；三是增加"不能"向患者告知的规定，因为在实践中经常遇到不能向患者告知的情况，如患者昏迷、被麻醉等，这种情况显然不是"不宜告知"所能概括的，因此增加"不能告知"更加符合实践现实。③将"患者有损害"修改为"患者在诊疗活动中受到损害"，限定了推定医疗机构有过错的前提条件，只有患者在诊疗活动中受到损害，才符合推定医疗机构有过错的前提条件之一。④将"遗失"病历作为推定医疗机构有过错的情形之一，扩大推定过错责任的适用范围，可以促进医疗机构加强病历资料的管理。增加"违法"销毁，更加精确，便于实践操作，医疗机构按照规定正常销毁病历不适用推定过错责任。⑤在患者要求查阅、复制病历资料时，医疗机构应当及时提供，这是对部分医疗机构拖延提供病历资料所做的限制规定，有利于营造良好医患关系，有效避免医疗纠纷。⑥增加"侵害医务人员合法权益"，这与《中华人民共和国基本医疗卫生与健康促进法》"医疗卫生人员的人身安全、人格尊严不受侵犯，其合法权益受法律保护"的规定相一致，加强对医务人员的保护，有利于建立安全有序的医疗秩序。

鉴于《民法典》实施时间不久，且"医疗纠纷"处理相关条款内容与原《侵权责任法》区别不大，对医疗纠纷的各种理论探究也多是以《侵权责任法》为基础，故本书中涉及相关条款时仍用《侵权责任法》予以描述。

第五节 误诊导致的医疗纠纷现状

据福布斯中文网数据显示，近 20 年来中国的年度门诊误诊率在 50% ~ 90%，住院部误诊率为 26% ~ 31%。其中癌症最易被误诊，如脑肿瘤的误诊率高达 70% 左右，转移性骨肿瘤的误诊发生率为 40%，大肠癌的误诊率可达 79%。《临床误诊误治》杂志 2017 年研究提及，"所有接受治疗的病人，大约只有 10% 幸运找到了病因，并且得到恰到好处的治疗"。随着医疗技术水平的不断提高，人们对健康的需求也越来越迫切，随之而来的是患者对诊疗行为的期望值不断增强，也对临床诊疗行为提出更高的要求。误诊不仅是医务工作者谈论的话题，也日益引起患者的重视，由此带来的与误诊有关的医疗纠纷也与日俱增。

误诊医疗纠纷是因医务人员有过失的诊断行为所致误诊而导致患者明显损害而引发的损害赔偿纠纷。其构成条件有：①导致误诊的原因在于医方的诊断行为有过失。误诊由患者原因引起，或是现有医学科学技术所不能克服的，不构成医疗事故。认定诊疗过失的标准是诊断规则与常规和现有诊断技术水平，前者是责任心标准，后者是技术标准。②患者的人身遭受了明显损害。无损害或损害未达明显程度的，虽有误诊，亦不构成医疗事故。③误诊是患者人身损害的原因之一，两者有因果关系。从表现看，误诊医疗事故不仅表现为延误疾病治疗所致人身损害，也表现为基于错误诊断的医疗行为对患者健康的机体、器官的损害。

有学者对我国医疗纠纷原因进行 Meta 分析，发现排在前 3 位的医疗纠纷原因分别为专业诊疗护理技术水平差（各种漏诊、误诊，对医疗设备依赖性大，治疗方案选择不当，手术指征掌握不全，错误用药，操作失误，术中出现各种医源性的并发症）（22.96%），服务态度差（21.24%），医患沟通障碍（12.61%）。在医疗纠纷各科室分布中，外科所占比例最高（34.80%），外科是发生医疗纠纷的首要科室。

"医法汇"最新发布的 2020 年全国医疗损害责任纠纷案件大数据报告显示：2020 年医方因未尽注意义务、延误治疗而败诉的案件最多，占比 41%；漏诊误诊，占比 5%。

法律意义上的全部医疗行为可划分为诊断行为和治疗行为，也就是临床医学中的诊断环节与治疗环节，其中诊断环节是一个非常重要的环节。诊断行为的正确与否，直接关系以后的治疗行为是否正确。从医学上讲，如果做到诊断环节正确无误，除了坚实的医学理论与实践功底之外，还需要医生必须拥有严肃、认真的工作态度，细致入微的工作作风。从法律上讲，医师在其执业活动中，对患者应当履行必要的预见义务、注意义务和施以最佳治疗方式的义务。其中重要的义务之一就是注意义务。这一义务不仅需要贯穿医疗行为的全部过程，是临床医学对于一名医生的基本要求，而且也是法律上的一种强制性的约束，即法定的义务。在医疗行为的诊断环节存在行为上的过错，要么临床诊断完全错误，要么遗漏重要的诊断。进而由于诊断的错误，导致依据诊断展开的治疗行为的错误，最终都可能引发医疗争议。

人类在发展，科技在发展，疾病也在发展。有些病在古代没有，现在出现了；有些病或许早已有之，但我们现在还无法认识和识别。环境、生态等问题的恶化，也使疾病种类不断增多。面对这些危害健康的疾病，我们可以积极应对，但凭现在的科技水平，其成效仍然是十分有限的。因此，误诊必将长期存在，误诊导致的医疗纠纷也必将长期存在，这让我们无可奈何却又必须面对。

第八章　医疗纠纷的处理

我国历来就非常注重多元化的医疗纠纷解决方式，其中法院与行政机关在纠纷的解决中扮演着重要的角色。20世纪50年代，我国还没有实体的法律条文，各级法院处理纠纷主要依据的是政府的政策和红头文件。由于医疗纠纷涉及医学知识，为了使审判具有公正性，法院的法官审判的同时还聘请懂医学知识的人作为陪审员参加案件的审理。尽管各级法院对医疗纠纷案件非常重视，但是在1966—1976年法院停止了对医疗纠纷案件的受理。随着国家法制建设进程的逐步推进，医疗纠纷的处理机制再一次得以恢复与发展。1976年以后，我国《刑法》《刑事诉讼法》《民事诉讼法》《民法通则》的制定与施行，使医疗纠纷案件的处理有了实体上与程序上的依据。医疗纠纷案件的处理逐步走向正规化。1987年6月，国务院又出台了《医疗事故处理办法》，这是我国颁布的第一部针对处理医疗纠纷中医疗事故的专门性法规。随后在1988年的5月，国务院卫生主管部门又颁布了《关于（医疗纠纷处理办法）若干问题的说明》，针对《医疗事故处理办法》做出了行政解释。2002年，国务院出台《医疗事故处理条例》，初步形成了关于医疗纠纷处理的机制，形成了自己的一套处理程序与办法。该《条例》中的处理程序是与法院的诉讼程序相连接的。2009年《侵权责任法》通过，尽管《侵权责任法》的颁布为医疗纠纷的处理提供了新的依据，但是，这样一来使得两者之间的矛盾更加显现：医疗纠纷与医疗事故分别各有了一套处理程序。

2018年7月31日，国务院发布了《医疗纠纷预防与处理条例》。从此，我国医疗纠纷处理机制又得到了进一步的完善。目前我国医疗纠纷解决的方式主要分为4种：当事人自愿协商解决、申请人民调解、行政调解、诉讼解决。医疗纠纷不仅包括医疗事故纠纷，还包括医疗行为过错、损害后果、责任认定和承担、费用与赔偿的承担等其他各类纠纷。医疗纠纷的解决首先应该是鼓励当事人之间协商解决，当事人之间的协商具有成本低、方便、快捷、公正的优点。协商解决纠纷因各个环节都有当事人参与其中，从而能进一步减少事件激化，还能减少外界的参与，更好地保护纠纷双方当事人的名誉与利益。《医疗纠纷预防与处分条例》规定：发生医疗纠纷，医患双方可以选择双方自愿协商的调解方式进行解决。医疗纠纷双方当事人经过自愿协商达成一致后，签订书面和解协议。在自愿协商解决医疗事故纠纷的过程中，需要进行医疗事故认定的，由双方当事人协商共同委托医学会进行认定。申请人民调解的方式解决医疗纠纷是《医疗纠纷预防与处理条例》中以法规的形式确定下来的，双方当事人应当以口头或书面的方式申请人民调解。《条例》还规定：人民调解委员会在了解到医疗机构发生了比较大的纠纷后，可以主动地引导医疗纠纷双方当事人去申请调解。由于近年来医患关系比较紧张，纠纷发生频繁，社会对行政机构的处理质疑声不断，行政调解解决纠纷的方式逐渐被冷落。早在2010年，卫生部和司法部就共同发布了《关于加强医疗纠纷人民调解工作的意见》，以这样的方式倡导建立医疗纠纷人民调解委员会。该人民调解组织遵守的是《中华人民共和国人民调解法》的规定，采用的是独立公正的程序，非常适应当代社会的发展需求。尽管其他的 3 种纠纷解决方式十分成熟，但是人民调解作为一种基本制度，必将与其他 3 种纠纷解决方式一起构成一个多元化的纠纷解决机制。医疗纠纷的行政调解是由我国国家卫生行政部门根据相关的法律规定，在法律规定的范围内，形成三方参与的结构模式。国家卫生行政部门在医疗纠纷的双方当事人之间进行中间调解，对医疗纠纷的双方当事人进行劝解，使其能够实现相互理解，达成一致，消除纠纷的目的。因为这是有国家卫生行政部门进行主导的，对于一些案情复杂，难以处理的案件来讲，国家卫生行政部门可以根据《医疗事故处理条例》的规定解决纠纷。卫生行政部门调解的优势在于其能够及时、高效率地解决纠纷矛盾。在处理方式上是比较灵活的，在程序上没有诉讼方式那样严格。即使是在处理医疗纠纷过程之中，也能灵活改变处理方式，做程序上的变动。根据《医疗事故处理条例》第三十七条之规定：发生医疗事故后当事人申请卫生行政部门处理的，应当提出书面申请。医患纠纷当事人在申请卫生行政部门处理时，应当在知道或应当知道自己权益受到损害之日起 1 年之内向卫生行政部门提出申请，一般而言是向当地的县级卫生行政部门申请。卫生行政部门收到申请后就会对案件进行审查，符合受理条件的就会做出受理的决定，不符合受理条件的及时通知申请人。对于申请调解的，还应遵循卫生行政部门管辖权限的规定。经过卫生行政部门的调解后，医疗纠纷双方当事人可就赔偿数额达成协议，卫生行政部门制作调解书。调解书制作后纠纷双方当事人应履行调解协议，在协议做出后一方当事人不履行的，卫生行政部门就不再进行调解。在受理医疗纠纷的申请后，双方当事人一方又想去法院起诉的，卫生行政主管部门则不再进行调解。与诉讼解决比较而言，行政调解遵循诉讼优先原则。医疗纠纷的诉讼解决方式，是将医疗纠纷案件起诉到法院，通过诉讼方式来处理纠纷。医疗纠纷发生后，当事人可以不经协商与行政调解直接去法院提起诉讼。随着人们法律意识的逐渐提高，选择诉讼解决方式的越来越多。因为医疗纠纷专业性比较强，纠纷处理涉及的面比较广，不仅是涉及民事责任、刑事责任，还涉及医学技术问题。

通过诉讼方式解决时需要证据的支撑，那么，就会涉及医疗事故鉴定与医疗过错鉴定问题。我国现行的两种鉴定方式：当事人可选择向司法鉴定机构申请医疗机构和医疗服务人员在医疗过程中是否存在过错，医疗行为与损害后果之间是否存在因果关系等专业性问题进行鉴定；当事人也可以向医疗机构所在地的医学会对该医疗纠纷是否是医疗事故进行鉴定。当事人选择不同的鉴定方式，就会出现不同的诉讼处理的结果。在医疗纠纷诉讼处理的模式中还涉及举证问题。2010年7月实施的《侵权责任法》（以下简称《侵权责任法》），以"医疗损害责任"专章对医疗损害赔偿诉讼所设计的诸多问题进行了规定。根据《侵权责任法》的规定：医务人员违反诊疗规范规定、医疗机构隐匿或者拒绝提供病历资料、伪造、篡改或销毁病历资料的全部实行过错责任。其他的医疗纠纷实行的是过错责任原则，谁主张谁举证的模式。医疗纠纷诉讼解决机制对诉讼程序要求非常严格，以国家的强制力作为后盾来保证法院裁判结果的公正性。诉讼的整个程序具有规范性与透明性。在受理、立案、起诉庭前审查及审理过程的法庭调查、法庭辩论、最后陈诉等各个阶段都有当事人的参与。

第一节　协　　商

协商是争议的双方本着平等、自愿的原则，为双方的争议寻求解决方案的行为。协商是任何民事纠纷得以解决的重要、有效、快速的途径。医疗纠纷属于民事纠纷的范畴，当事人可以依据个人意思达成和解协议，处分自己的权利，承担相应义务，因此可以通过协商方式解决。"医患双方平等、自愿协商，自行解决争议，这一途径比较常用，它可以快捷、有效地化解争议"。

协商解决的本质是使对抗不仅在形式上、行为上得到消除，而在心理上、情感上得到消除。正因为如此，和解协议往往比通过其他方式达成的协议更具有持久性，更容易得到当事人的自愿履行。同其他纠纷解决方式相比，和解最大的特点在于纠纷解决过程无须借助于第三方并且以当事人的意思自治为基础。形式和程序上的随意性使得和解具有极大的灵活性，因此，和解往往可以和其他纠纷解决方式同时使用，并在其中发挥重要作用。通过当事人之间的和解来解决医疗纠纷无疑是一条便捷、经济的途径。

《医疗纠纷预防与处理条例》第三十条规定：医患双方选择协商解决医疗纠纷的，应当在专门场所协商，不得影响正常医疗秩序。医患双方人数较多的，应当推举代表进行协商，每方代表人数不超过5人。协商解决医疗纠纷应当坚持自愿、合法、平等的原则，尊重当事人的权利，尊重客观事实。医患双方应当文明、理性表达意见和要求，不得有违法行为。协商确定赔付金额应当以事实为依据，防止畸高或者畸低。对分歧较大或者索赔数额较高的医疗纠纷，鼓励医患双方通过人民调解的途径解决。医患双方经协商达成一致的，应当签署书面和解协议书。

医患双方协商解决医疗纠纷的前提是双方自愿，协商的内容是医疗机构是否应当承担赔偿责任，以及如何赔偿。发生医疗纠纷后，患方普遍都会选择与医疗机构协商处理医疗纠纷。但是在协商解决的过程中，由于患方缺乏医学知识，医患双方信息不对称，可能会出现两种情况：一种是医方利用自己的信息优势侵犯患方的合法利益，达成不公平的和解协议；一种是患方难以准确判断医疗机构是否应当承担赔偿责任，只是凭借道听途说或简单地查询医学书籍即认为医疗机构应当承担赔偿责任。一旦医疗机构没有同意患方的赔偿要求，患方既不申请卫生行政部门调解，也不向人民法院起诉，而是采取各种各样的行为影响医院的经营、声誉，迫使医疗机构同意赔偿方案，如有些患方在医院穿丧衣、设灵堂、贴大字报、抬着尸体到院长办公室静坐等。医疗机构即使报警，因患方的境遇使人同情，有些行为又处于违法的边缘，公安机关也束手无策，因为如果一味采取制裁行动，只能短时间限制其自由，释放以后会造成矛盾激化。在此情况下，有些医院不得不息事宁人，赔钱了事，由此造成了医疗纠纷"大闹大解决、小闹小解决、不闹不解决"的怪象。

应当明确，和解所达成的协议本质上属于契约，效力较弱。因此，在通过和解解决医疗纠纷的时候，一方面应鼓励医疗纠纷当事人采用正式的和解协议，并通过公证或担保等形式，以加强和解协议的法律效力；另一方面还应协调好和解与其他医疗纠纷解决方式之间的衔接，一旦和解破裂，应当及时通过其他纠纷解决方式解决医疗纠纷，而非采取极端的方式激化矛盾。如此才能更好地发挥和解在医疗纠纷处理过程中的作用。

第二节　调　解

国务院 2002 年制定的《医疗事故处理条例》对预防和处理医疗纠纷发挥了作用，但主要调整的是医疗事故引发的医疗纠纷，预防措施的针对性也不够强，难以适应新形势的需要。2013 年以来，我国在国家层面出台了一系列有关化解医疗纠纷、维护医疗秩序的文件、措施，一些地方也注重医疗纠纷的预防与人民调解，出台了地方性法规或相关政策，取得了实效。为加大医疗纠纷的预防力度，2015 年 1 月，原国家卫计委报送了《医疗纠纷预防与处理条例（送审稿）》，向社会公开征求意见。2018 年 6 月 20 日，国务院常务会议通过了《医疗纠纷预防与处理条例（草案）》；2018 年 7 月 31 日，国务院公布《医疗纠纷预防与处理条例》，10 月 1 日正式实施。该《条例》充分发挥人民调解在调解医疗纠纷中的主渠道作用，倡导以柔性方式化解医疗纠纷，促进医患和谐。条例规定：协商确定赔付金额应当以事实为依据，防止畸高或者畸低。对分歧较大或者索赔数额较高的医疗纠纷，鼓励医患双方通过人民调解的途径解决。申请医疗纠纷人民调解的，可以由医患双方共同提出申请；也可以由医患的任意一方申请调解，医疗纠纷人民调解委员会在征得另一方同意后进行调解；还可以医疗纠纷人民调解委员会主动开展工作，引导医患双方申请调解。医疗纠纷人民调解委员会调解医疗纠纷时，可以根据需要咨询专家，如需要进行医疗损害鉴定以明确责任的，由医患双方共同委托医学会或者司法鉴定机构进行鉴定，也可以经医患双方同意，由医疗纠纷人民调解委员会委托鉴定。此次最新出炉的《条例》亮点之一，是进一步明确了发挥人民调解在医疗纠纷处理中的主渠道作用。近几年的医疗纠纷处理实践表明，人民调解是化解矛盾、定纷止争的一个有效途径，它以相对柔性的方式解决纠纷，缓解了医患对抗，有利于促进医患和谐。同时，医疗纠纷人民调解具有快捷便利、不收取费用、公信力较高及专业性较强等优势，已逐渐成为医疗纠纷多元解决机制中的主渠道。

《条例》将这一实践经验上升为法律规范，通过具体制度进一步引导医患双方通过人民调解解决医疗纠纷，规定：对分歧较大或者索赔数额较高的纠纷，鼓励医患双方通过人民调解的途径解决；一方申请人民调解的，人民调解委员会征得另一方同意后方可进行调解。调解之所以作为医疗纠纷解决的一条出路，是因为如下原因。实际上，医患双方纠纷可以通过下列途径解决：双方自愿协商；申请人民调解；申请行政调解；向人民法院提起诉讼；法律、法规规定的其他途径。但是在实际执行中，双方自行协商，由于涉事医患之间缺乏信任，很容易激化矛盾；卫生行政部门进行行政调解，但患者又容易认为是"医医相护"；司法诉讼成本很高、周期很长，很多人都把它看作解决问题的"最后一步"。

第三节　鉴　　定

一、医疗事故技术鉴定

医疗事故技术鉴定是指由医学会组织有关临床医学专家或（和）法医学专家组成的专家组，运用医学、法医学等科学知识和技术，对涉及医疗事故行政处理的有关专门性问题进行检验、鉴别和判断并提供鉴定结论的活动。

（1）鉴定程序的启动遵照《医疗事故技术鉴定暂行办法》，医疗事故技术鉴定程序的启动程序有3种，分别是：卫生行政部门移交鉴定、医患双方共同委托鉴定和法院委托鉴定。

卫生行政部门移交鉴定。指卫生行政部门接到医疗机构关于重大医疗过失行为的报告或者接到医患双方当事人要求处理医疗事故争议的申请后，对需要进行医疗事故技术鉴定的，应当交由负责医疗事故技术鉴定工作的医学会组织鉴定。

医患双方共同委托鉴定。若医患双方协商解决医疗事故争议，需要进行医疗事故技术鉴定的，由双方当事人共同委托负责医疗事故技术鉴定工作的医学会组织鉴定。

法院委托鉴定。指在民事审判中，法院根据当事人的申请或者依职权决定进行医疗事故技术鉴定，并交由医学会组织鉴定。

（2）鉴定的组织者及分级管理医疗事故技术鉴定，由负责组织医疗事故技术鉴定工作的医学会组织专家进行。设区的市级地方医学会和省、自治区、直辖市直接管辖的县（市）地方医学会负责组织首次医疗事故技术鉴定工作。省、自治区、直辖市地方医学会负责组织再次鉴定工作。必要时，中华医学会可以组织疑难、复杂并在全国有重大影响的医疗事故争议的技术鉴定工作。

（3）设立专家库负责组织医疗事故技术鉴定，是条例赋予负责医疗事故技术鉴定工作的医学会的一项特殊职能，也是其必须承担的法定义务。医学会要承担起这项工作，首先必须依法建立"适应鉴定工作需要的鉴定专家库"，否则无法开展医疗事故的技术鉴定工作。进入鉴定专家库的人员必须符合法定条件：①专家库成员必须是依法取得相应执业资格的医疗卫生专业技术人员；②必须有良好的业务素质；③必须有良好的执业品德；④必须具有一定的资历和工作经验。进入专家库的人员担任相应高级技术职务的时间必须在3年以上。

（4）专家鉴定组医疗事故技术鉴定由负责组织医疗事故技术鉴定工作的医学会组织专家鉴定组进行。医疗事故专家鉴定组的组成方式，采取随机抽取的方式，由医患双方在医学会组织下进行抽取。

根据《条例》的规定，在抽取专家时应当注意以下问题：①抽取专家时，必须由负责组织医疗事故技术鉴定工作的医学会主持。②随机抽取的关键是随机，任何一方当事人都没有权利在没有正当理由的情况下，排斥另一方当事人抽取的专家，对已经随机选中的专家非因回避因素或专家本人原因不能参加鉴定的，双方当事人不得拒绝该专家参加鉴定组。③随机抽取不是任意抽取，必须按照一定的程序进行。负责组织医疗事故技术鉴定的医学会，应当按医学专业将专家库中的专家分成若干专业组，医患双方应当根据鉴定案件的医学专业需要，在有关的专业学科组中分别抽取专家，不能抽取与本例鉴定无关专业的专家参加鉴定，否则视为无效。④医患双方随机抽取的专家人数，一般情况下应当多于实际需要参加鉴定组的专家人数，其中超出的部分可以作为候选人，以免有的专家因故不能参加鉴定，影响鉴定工作顺利进行。如果已抽取的专家不能参加鉴定组，影响鉴定组法定人数时，医患双方应当在医学会主持下再次抽取。

（5）鉴定结论。专家鉴定组应当在事实清楚、证据确凿的基础上，综合分析患者的病情和个体差异，做出鉴定结论，并制作医疗事故技术鉴定书。鉴定结论以专家鉴定组成员的过半数通过。鉴定过程应当如实记载。

医疗事故技术鉴定书应有如下内容：①双方当事人的基本情况及要求；②当事人提交的材料和负责组织医疗事故技术鉴定工作的医学会的调查材料；③对鉴定过程的说明；④医疗行为是否违反医疗卫生管理法律、行政法规、部门规章和诊疗护理规范、常规；

⑤医疗过失行为与人身损害后果之间是否存在因果关系；⑥医疗过失行为在医疗事故损害后果中的责任程度；⑦医疗事故等级；⑧对医疗事故患者的医疗护理医学建议。

经鉴定为医疗事故的，鉴定结论应当包括以上④至⑧项内容；经鉴定不属于医疗事故的，应当在鉴定结论中说明理由。

二、医疗损害鉴定

1. 医疗损害鉴定的名称确定

2010 年 7 月 1 日《侵权责任法》实施以前，医疗损害民事诉讼中的司法鉴定因人民法院委托的鉴定机构不同，其鉴定名称也不同。《医疗事故处理条例》规定各级医学会负责"医疗事故技术鉴定"，司法鉴定机构则依法开展"医疗过错司法鉴定"。为了正确适用《侵权责任法》，根据 2010 年 6 月 30 日最高人民法院发布的《关于适用侵权责任法若干问题的通知》的规定，人民法院适用《侵权责任法》审理民事纠纷案件，根据当事人的申请或者依职权决定进行鉴定的，统一称为医疗损害鉴定。

但是，对于人民法院委托到医学会进行的鉴定，2010 年 6 月 28 日卫生部发布的《关于做好〈侵权责任法〉贯彻实施工作的通知》规定为"医疗损害责任技术鉴定"；对于人民法院委托到司法鉴定机构进行的鉴定，2010 年 11 月 18 日发布的《北京市高级人民法院关于审理医疗损害赔偿纠纷案件若干问题的指导意见（试行）》的通知规定为"医疗损害责任过错鉴定"，这个概念所指的鉴定即医疗过错司法鉴定，后文中统一使用后者。

2. 医疗损害责任技术鉴定

医疗损害责任技术鉴定，是指医学会组织有关临床医学专家或（和）法医学专家组成的鉴定组依照医疗卫生管理法律、行政法规、部门规章和诊疗护理规范、常规，运用医学科学原理和专业知识，独立进行医疗损害技术鉴定，对医疗损害进行鉴别和判断，为处理医疗损害争议提供医学依据的活动。

医学会组织的医疗损害责任技术鉴定的组织方式与一般的法医类鉴定有很大区别，它是遵照《医疗事故处理条例》《医疗事故技术鉴定暂行办法》《医疗事故技术鉴定专家库学科专业组名录》来进行组织鉴定活动的。医疗损害责任技术鉴定分级参照《医疗事故分级标准（试行）》执行。

（1）鉴定组织医疗损害责任技术鉴定，由医学会组织专家鉴定组进行。设区的市级地方医学会和省、自治区、直辖市直接管辖的县（市）地方医学会负责组织首次医疗损害责任技术鉴定工作。省、自治区、直辖市地方医学会负责组织再次鉴定工作。必要时，中华医学会可以组织疑难、复杂并在全国有重大影响的医疗损害争议的技术鉴定工作。

（2）鉴定专家库医学会的鉴定人员主要是由各临床医学专业的专家组成，涉及死因、伤残等级鉴定时，亦会有法医参加。对于医学会鉴定专家的资质，相关法规和卫生部规章有严格的条件限制。《医疗事故处理条例》规定医学会应当建立专家库。专家库由具备下列条件的医疗卫生专业技术人员组成：①有良好的业务素质和执业品德；②受聘于医疗卫生机构或者医学教学、科研机构并担任相应专业高级技术职务3年以上，有良好的业务素质和执业品德，具备高级技术任职资格的法医可以受聘进入专家库。医学会依照规定聘请医疗卫生专业技术人员和法医进入专家库，可以不受行政区域的限制。符合规定条件的医疗卫生专业技术人员和法医有义务进入专家库，并承担医疗损害责任技术鉴定工作。

（3）鉴定的启动。医疗损害责任技术鉴定程序的启动方式主要有3种，分别是卫生行政部门移交鉴定、医患双方共同委托鉴定和法院委托鉴定。

卫生行政部门接到医疗机构关于重大医疗过失行为的报告或者医疗事故等医疗损害争议当事人要求处理医疗事故等医疗损害争议的申请后，对需要进行鉴定的，应当交由医学会组织鉴定；医患双方协商解决医疗事故等医疗损害争议，需要进行鉴定的，由双方当事人共同委托医学会组织鉴定。

任何一方当事人对首次医疗事故技术鉴定结论不服的，可以自收到首次医疗事故技术鉴定书之日起15日内，向原受理医疗事故争议处理申请的卫生行政部门提出再次鉴定的申请，或由双方当事人共同委托省、自治区、直辖市医学会组织再次鉴定。

（4）鉴定的程序

①提交材料：医学会应当自受理鉴定之日起5日内通知医疗损害争议双方当事人提交进行鉴定所需的材料。当事人应当自收到医学会的通知之日起10日内提交有关材料、书面陈述及答辩。

医疗机构提交的有关材料包括：住院患者的病程记录、死亡病例讨论记录、疑难病例讨论记录、会诊意见、上级医师查房记录等病历资料原件；住院患者的住院志、体温单、医嘱单、化验单（检验报告）、医学影像检查资料、特殊检查同意书、手术同意书、手术及麻醉记录单、病理资料、护理记录等病历资料原件；抢救急危患者，在规定时间内补记的病历资料原件；封存保留输液、注射用物品和血液、药物等实物，或者具有检验资格的检验机构对这些物品、实物做出的检验报告；与鉴定有关的其他材料。在医疗机构建有病历档案的门诊、急诊患者，其病历资料由医疗机构提供；没有在医疗机构建立病历档案的，由患者提供。医疗机构无正当理由未依照规定如实提供相关材料，导致鉴定不能进行的，应当承担责任。

②专家鉴定组：医患双方在医学会主持下从专家库中随机抽取参加鉴定的相关专业专家。在特殊情况下，医学会根据鉴定工作的需要，可以组织医患双方在其他医学会建立的专家库中随机抽取相关专业的专家参加鉴定或者函件咨询。

专家鉴定组人数为单数，涉及的主要学科的专家一般不得少于鉴定组成员的1/2；涉及死因、伤残等级鉴定的，应当从专家库中随机抽取法医参加专家鉴定组。

专家鉴定组成员有下列情形之一的，应当回避：医疗事故争议当事人或者当事人的近亲属；与医疗事故争议有利害关系的；与医疗事故争议当事人有其他关系，可能影响公正鉴定的。当事人也可以以口头或者书面的方式申请其回避。

（5）鉴定结论。专家鉴定组应当认真审查双方当事人提交的材料，听取双方当事人的陈述及答辩并进行核实。当事人任何一方不予配合，影响鉴定的，由不予配合的一方承担责任。专家鉴定组应当在事实清楚、证据确凿的基础上，综合分析患者的病情和个体差异，做出鉴定意见，并制作医疗损害责任技术鉴定书；专家鉴定组进行鉴定，实行合议制，鉴定结论以专家鉴定组成员的过半数通过。鉴定过程应当如实记载。

医疗损害责任技术鉴定书包括的主要内容：①双方当事人的基本情况及要求；②当事人提交的材料和负责组织医疗损害责任技术鉴定工作的医学会的调查材料；③对鉴定过程的说明；④医疗行为是否违反医疗卫生管理法律、行政法规、部门规章和诊疗护理规范、常规；⑤医疗过失行为与人身损害后果之间是否存在因果关系；⑥医疗过失行为在医疗事故损害后果中的责任程度；⑦医疗事故等医疗损害的等级；⑧对医疗损害患者的医疗护理建议。

三、医疗过错司法鉴定

医疗过错司法鉴定，是指人民法院在受理医疗损害赔偿民事诉讼案件中，依职权或应医患任何一方当事人的请求，委托具有法定鉴定资质的机构对患方所诉医疗损害结果与医方过错有无因果关系等专门性问题进行分析、判断并提供鉴定结论的活动。

医疗过错司法鉴定按照《全国人大常委会关于司法鉴定管理问题的决定》及《司法鉴定程序通则》的规定来进行鉴定活动。国家对从事法医类鉴定的鉴定人和鉴定机构实行登记管理制度。

1. 司法鉴定制度

司法鉴定实行鉴定人负责制度。司法鉴定人应当依法独立、客观、公正地进行鉴定，并对自己做出的鉴定意见负责，并在鉴定书上签名或者盖章。多人参加的鉴定，对鉴定意见有不同意见的，应当注明。司法鉴定人不得违反规定会见诉讼当事人及其委托的人。

在诉讼中，当事人对鉴定意见有异议的，经人民法院依法通知，鉴定人应当出庭作证。司法鉴定人本人或者其近亲属与诉讼当事人、鉴定事项涉及案件有利害关系，可能影响其独立、客观、公正进行鉴定的，应当回避。

鉴定人和鉴定机构从事司法鉴定业务，应当遵守法律、法规，遵守职业道德和职业纪律，尊重科学，遵守技术操作规范。

2. 医疗过错司法鉴定的委托

人民法院根据当事人的申请或者依职权决定进行医疗损害鉴定的，可以委托司法鉴定机构进行医疗损害责任的过错鉴定。医患双方当事人也可以共同委托司法鉴定机构进行鉴定。

司法鉴定机构接受委托后，由司法鉴定机构指定司法鉴定人，或者由委托人申请并经司法鉴定机构同意的司法鉴定人完成委托事项。

3. 医疗过错司法鉴定内容

当事人有权对以下内容申请鉴定：①医疗机构的诊疗行为有无过错；②医疗机构是否尽到告知义务；③医疗机构是否违反诊疗规范实施不必要的检查；④医疗过错行为与损害结果之间是否存在因果关系；⑤医疗过错行为在损害结果中的责任程度；⑥人体损伤残疾程度；⑦其他专业性问题。

4. 补充鉴定与重新鉴定

同一司法鉴定事项由两名以上司法鉴定人进行，第一司法鉴定人对鉴定结论承担主要责任，其他司法鉴定人承担次要责任。鉴定结论出来后，任何一方当事人对初次鉴定结论不服的，可以申请补充鉴定、重新鉴定或复核鉴定，但要符合一定条件，比如，要求补充鉴定的必须是：①原委托鉴定事项有遗漏的；②委托人就原委托鉴定事项提供新的鉴定材料的；③其他需要补充鉴定的情形。

重新鉴定，则要满足以下条件：①原司法鉴定人不具有从事委托鉴定事项执业资格的；②原司法鉴定机构超出登记业务范围组织鉴定的；③原司法鉴定人应当回避没有回避的；④办案机关认为需要重新鉴定的；⑤法律规定的其他情形。

四、医疗鉴定"双轨制"

所谓"双轨制"鉴定，是指医学会可以进行医疗事故鉴定，司法鉴定机构可以进行医疗过错鉴定（两套程序）。医学会和司法鉴定机构也都可以进行医疗损害鉴定。

"双轨制"鉴定模式在实务中表现为：如果医患双方对鉴定类型（医疗事故与医疗过错鉴定）发生争议的，法院一般优先支持医方的申请而进行医疗事故鉴定，经鉴定构成医疗事故的，则按照《医疗事故处理条例》规定的赔偿项目与计算标准赔偿；不构成医疗事故的，经患方申请进行医疗过错鉴定，经鉴定构成医疗过错的，则按照《民法通则》规定的赔偿项目与计算标准赔偿。

《侵权责任法》施行之后，医疗鉴定"双轨制"的问题并未得到实质性解决，实际上仍在延续医学会与司法鉴定机构的"双轨制"鉴定模式，只不过是将医疗过错鉴定修改为医疗损害鉴定，并且规定医学会与司法鉴定机构均有权从事医疗损害鉴定。其中，医学会参照《医疗事故技术鉴定暂行办法》等规定进行医疗损害鉴定（医学会进行医疗损害鉴定时，其所依据的程序与医疗事故鉴定一致），而司法鉴定机构仍根据《司法鉴定程序通则》等规定进行医疗损害鉴定。同样是医疗损害鉴定，医学会与司法鉴定机构的鉴定程序和依据完全不同。

也就是说，《侵权责任法》施行之后，所谓的医疗鉴定双轨制有了新的内涵，其实质包括3个层面的问题：一是存在两种不同的鉴定主体，即医学会与司法鉴定机构；二是存在两种不同类型的鉴定，即医疗事故鉴定与医疗损害鉴定；三是两种不同的鉴定类型所依据的鉴定程序不同。需要指出的是，《侵权责任法》施行之后，医疗事故鉴定并未废除，医患双方协商一致的，仍可进行医疗事故鉴定，只不过医疗事故鉴定意见已回归到其原本的证据属性，不能改变案件的性质与法律适用。简言之，即便医患双方进行的是医疗事故鉴定，也不能适用《医疗事故处理条例》规定的赔偿项目和计算标准了。

实务中，医患双方关于医疗鉴定存在两个误区：一是医疗机构普遍认为医学会才是其进行医疗鉴定的最优选择，而患方普遍认为司法鉴定机构是其进行医疗鉴定的最优选择；二是无论是医患双方、律师还是法官，普遍误将司法鉴定机构出具的参与度意见等同于责任比例。实际上，由医学会进行鉴定并不总是有利于医疗机构，由司法鉴定机构进行鉴定也并不总是有利于患方。因此，医患双方在选择鉴定主体时应当结合个案情况进行有效选择。此外，司法鉴定机构出具的参与度鉴定，并不当然等同于责任比例，这一点特别需要引起重视。

第四节　诉　　讼

医疗纠纷双方如果不愿协商、调解或行政处理，或者对医疗事故鉴定结果或处理不服时，可以向人民法院提起诉讼。民事诉讼是解决医疗纠纷的最有力的法定途径。

患方可依法直接向法院提出"医疗损害赔偿纠纷"的民事诉讼，法院根据《民法通则》《最高人民法院关于参照〈医疗事故处理条例〉审理医疗纠纷民事案件的通知》《民事案件案由规定》等法律及法规，直接受理患方的民事诉讼请求，是否经过医疗事故鉴定不是法院是否受理的前提。但当患方向法院提出诉讼后，卫生行政部门将不再接受双方的行政处理申请，已经接受者应当终止处理。按照《民法通则》《民事诉讼法》《人民法院对外委托司法鉴定管理规定》等有关规定，法院认为需要做司法技术鉴定时，可委托医学会组织鉴定，也可委托有资质的法医学鉴定机构进行司法技术鉴定，这两种技术鉴定本质虽然相同，但仍存在许多差别。

通过民事诉讼方式解决医疗损害赔偿问题，必须明确民事诉讼的起诉条件、方式和起诉状的内容，并对上诉与二审程序有所了解。

一、起诉的条件

1. 患者必须是与本案有直接利害关系的公民、法人或其他组织。

2. 有明确的被告。

3. 有具体的诉讼请求、事实和理由，但不要求起诉阶段患者提出证据。

4. 属于人民法院受理民事诉讼的范围和受诉法院管辖。

二、起诉的方式

以书面起诉（起诉状）为原则，以口头起诉为例外。

三、起诉状的内容

1. 当事人的有关情况。

2. 患者的诉讼请求，以及诉讼请求所依据的事实和理由。

3. 证据和证据来源，证人姓名、住所等。

4. 受诉法院名称、起诉的时间、起诉人签名或盖章。

四、法院调查后的处理

当事人的起诉行为只有与法院的受理行为相结合才能引起民事诉讼程序的开始，上述材料经法院视察后：

1. 认为起诉符合法定条件的，应当在 7 日内立案并通知当事人。

2. 认为不符合条件的、应当在 7 日内确定不予受理；患方不服的，可以上诉；法院立案后，发现不符合法定条件的，裁定驳回起诉，当事人不服的，可以上诉。

3. 超过诉讼时效期间（一般为 2 年，涉及人身损害的为 1 年）起诉的，法院应予以受理。受理后查明无诉讼时效中断、中止、延长事由的，判决驳回其诉讼请求。

五、一审期限

立案之日起 6 个月内审结；需延长的、报院长批准，延长不得超过 6 个月；还需延长的，报上级法院批准，延长期限由上级法院决定。

六、上诉的形式要件

1. 上诉人和被上诉人。具体有第一程序中的患者和被告、共同诉讼人、诉讼代表人、有独立请求权的第三人及一审法院的判决认定其承担责任的无独立请求权的第三人。

2. 上诉期间。不服判决的为 15 日，不服裁定的为 10 日。从裁判送达之次日起计算。

3. 上诉状。必须递交书面上诉状。

七、提起上诉的程序

原则上应向原审法院提交上诉状，同时也允许向二审法院提起上诉（二审法院应在 5 日内将上诉状移交原审法院）。

八、上诉的受理

1. 诉讼文书的接收与送达。法院应在 5 日内将上诉状副本送达对方当事人；对方当事人应在收到后 15 日内提出答状；法院应在 5 日内将答辩状本送达上诉人。

2. 诉讼案卷和证据的报送。原审法院收到上诉状和答状后，应在 5 日内连同全部案卷和证据送二审法院。

九、上诉的撤回

当事人撤回上诉，意味着对一审法院判决的承认。当事人撤回上诉，应当获得法院的准许。

十、二审法院的审理期限

不服判决的上诉案件，在立案之日起 3 个月内审结；特殊情况，报本院院长批准。不服裁定的上诉案件，在立案之日起 30 日内做出终审裁定。没有特殊情况延长的规定。

十一、二审的效力

我国实行"二审终审制"，二审的裁判结果具有执行力，无论对哪方有利或不利，被判承担义务的一方必须按判决书的要求履行义务，否则将承担相应的法律责任。

第九章　医疗损害因果关系分析

第一节　医疗损害后果的认定

一、医疗损害的概念

医疗损害是指在诊疗护理过程中，医疗过失行为对患者所产生的不利事实。从一般意义上说，医疗损害直接表现为患者的死亡、残疾、组织器官的损伤及健康状况相对于诊疗前有所恶化等情形，这是对患者生命、健康权及身体权的侵害。除此之外，医疗损害还可表现为对患者隐私权、名誉权的侵害，甚至包括给患者带来财产上和精神上的损害。

二、医疗损害分级的价值与依据

1. 医疗损害分级的价值

如何对医疗损害进行分级，是公正、公平处理医疗纠纷的关键之一。

医疗损害的分级直接涉及对患者的赔偿。对患者赔偿数额的确定，采取具体项目、标准、计算方法与相关因素综合考虑的方法。按《医疗事故处理条例》第四十九条规定，确定具体赔偿数额时应当考虑的 3 条因素中，就有医疗事故等级这一因素。

2. 医疗损害分级的依据

如何对医疗损害进行等级划分？划分医疗损害等级的依据是什么？

（1）医疗损害的是"人身"这一客体，这种损害可能是死亡，可能是残疾，也可能是由于器质性损害导致的功能障碍。这种损害是客观的，是可以检查、检测到的。对于由于医疗损害而导致的患者精神损害，在医疗损害的分级中没有考虑，因为精神损害没有一个客观的判定标准，但是医疗损害对患者及其亲属的精神损伤是存在的，虽然在该医疗损害划分的等级中没有考虑，但是在对患者的赔偿中，必须有所体现。因此，无论在《侵权责任法》，还是在《医疗事故处理条例》规定的赔偿项目中，都明确了在对患者人身损害赔偿的同时，规定了对精神损害的赔偿，即精神损害抚慰金。

（2）医疗损害等级的划分依据是医疗过失行为对患者人身的损害程度，损害程度是通过损害的后果来体现的。如前所述，这种损害后果应当是可以检查、检测到的，其标准也是可以制定的。

三、医疗损害分级

医疗损害的分级标准目前的依据主要是《医疗事故分级标准（试行）》，随着《医疗纠纷预防与处理条例》的颁布实施，相关配套法规正在起草，《人体损伤致残程度分级》很可能将应用于医疗损害鉴定。

1.《医疗事故分级标准（试行）》

原卫生部令第 32 号《医疗事故分级标准（试行）》自 2002 年 9 月 1 日起施行。根据对患者人身造成的损害程度，将医疗事故分为以下 4 级，且规定本标准中医疗事故一级乙等至三级戊等对应伤残等级一至十级。

（1）一级医疗事故造成患者死亡、重度残疾。①一级甲等医疗事故：死亡；②一级乙等医疗事故：重要器官缺失或功能完全丧失，其他器官不能代偿，存在特殊医疗依赖，生活完全不能自理。

（2）二级医疗事故造成患者中度残疾、器官组织损伤导致严重功能障碍。①二级甲等医疗事故：器官缺失或功能完全丧失，其他器官不能代偿，可能存在特殊医疗依赖，或生活大部分不能自理；②二级乙等医疗事故：存在器官缺失、严重缺损、严重畸形情形之一，有严重功能障碍，可能存在特殊医疗依赖，或生活大部分不能自理；③二级丙等医疗事故：存在器官缺失、严重缺损、明显畸形情形之一，有严重功能障碍，可能存在特殊医疗依赖，或生活部分不能自理；④二级丁等医疗事故：存在器官缺失、大部分缺损、畸形情形之一，有严重功能障碍，可能存在一般医疗依赖，生活能自理。

（3）三级医疗事故造成患者轻度残疾、器官组织损伤导致一般功能障碍。①三级甲等医疗事故：存在器官缺失、大部分缺损、畸形情形之一，有较重功能障碍，可能存在一般医疗依赖，生活能自理；②三级乙等医疗事故：器官大部分缺损或畸形，有中度功能障碍，可能存在一般医疗依赖，生活能自理；③三级丙等医疗事故：器官大部分缺损或畸形，有轻度功能障碍，可能存在一般医疗依赖，生活能自理；④三级丁等医疗事故：器官部分缺损或畸形，有轻度功能障碍，无医疗依赖，生活能自理；⑤三级戊等医疗事故：器官部分缺损或畸形，有轻微功能障碍，无医疗依赖，生活能自理。

（4）四级医疗事故指造成患者明显人身损害的其他后果的医疗事故。

2.《人体损伤致残程度分级》

最高人民法院、最高人民检察院、公安部、国家安全部、司法部联合发布《人体损伤致残程度分级》并于 2017 年 1 月 1 日起施行。

《分级》的起草由司法部司法鉴定科学技术研究所牵头组织完成，并向五部委司法鉴定相关职能部门和专家征求意见后，对《分级》进行了修改和完善。《分级》的编制基于与现行的《人体损伤程度鉴定标准》《道路交通事故受伤人员伤残评定》《劳动能力鉴定、职工工伤与职业病致残等级》等标准的关联一致性，明确规范性，倡导科学性，确保实用性，保持先进性的原则，明确规定了伤残构成、伤病关系处理基本原则和移植组织器官损伤、人工假体损伤的处理原则。《人体损伤致残程度分级》的发布和施行对于规范人体损伤致残程度司法鉴定活动，保障司法公正，维护公民合法权益具有重要意义。最新发布的《人体损伤致残程度分级》有两个重要改变：第一个是取消《道路交通事故受伤人员伤残评定》标准，自 2017 年 1 月 1 日后所有交通事故案件、故意伤害案件、雇员损害等所有人身损害致伤的鉴定标准统一适用《人体损伤致残程度分级》，工伤除外。第二个是新发布的《人体损伤致残程度分级》标准比过去的《道路交通事故受伤人员伤残评定》标准提高了伤残等级鉴定标准，可以构成十级伤残的，可能在新标准实施后构不成伤残等级了。

该标准将人体损伤致残程度划分为 10 个等级，从一级（人体致残率 100%）到十级（人体致残率 10%），每级致残率相差 10%。规定当损伤与原有伤、病共存时，应分析损伤与残疾后果之间的因果关系。根据损伤在残疾后果中的作用力大小确定因果关系的不同形式，可依次分别表述为完全作用、主要作用、同等作用、次要作用、轻微作用、没有作用。除损伤"没有作用"以外，均应按照实际残情鉴定致残程度等级，同时说明损伤与残疾后果之间的因果关系。

第二节　医疗损害过错的认定

一、过错责任原则

过错责任原则，也叫过失责任原则，是以行为人主观上的过错为承担民事责任的基本条件的认定责任的准则。按过错责任原则，行为人仅在有过错的情况下，才承担民事责任。没有过错，就不承担民事责任。我国《民法通则》第106条第2款规定，公民、法人由于过错侵害国家的、集体的，侵犯他人财产、人身的，应当承担民事责任。可见，在法律没有特别规定的情况下，都适用过错责任原则。

过错责任原则包含以下含义：

第一，它以行为人的过错作为责任的构成要件，行为人具有故意或者过失才可能承担侵权责任。

第二，它以行为人的过错程度作为确定责任形式、责任范围的依据。

根据《医疗事故处理条例》《侵权责任法》《医疗纠纷预防与处理条例》等法律规定，患者在诊疗活动中受到损害，医疗机构及其医务人员有过错的，由医疗机构承担赔偿责任。而医疗过错的认定主要是认定医务人员在诊疗活动中是否尽到应尽的义务。

二、过错推定原则

1. 认定医疗过错应遵循的原则

（1）注意义务的违反是认定医疗过错的重要标准。受法律渊源、国情等因素的影响，各个国家和地区对医疗过错的认定标准有不同的规定。但是，从总体上看，都或多或少地考虑了医方对注意义务的违反，虽然各个国家和地区的法律对注意义务的具体规定有所不同，但涉及医疗过错的认定时，都会考虑到医疗行业的专业性和注意义务的特殊性。

①英美法系国家：根据英美侵权法的一般理论，英美法系国家以医疗行为人是否违反了对可预见危险的患者所负有的注意义务来认定医疗过错的存在与否。在对医疗机构及其医务人员是否违反其注意义务进行判断时，英美侵权法理论采用"通情达理人标

准"，是指医师执业中普通执业人员的行为标准的"平均"标准，而非合理人的判断标准。也就是说，"通情达理人标准"不是以该领域内最具有技术或者最有经验的医师所具有的水平为标准，而是以该领域内普通执业医师所负有的注意义务为判断标准。此外，英美法系国家奉行"每一个具有正常理智的成年人都对自己的身体拥有处分权"这样一种基本信念，在医疗过失中确立了"知情后的同意"原则。根据"知情后同意"原则的规定，医务人员对患者负有告知的义务，在其欲实施某一诊疗行为时，应当告知患者该诊疗方案和可能存在的风险，以及是否存在其他替代方案等基本情况，并应当征得患者的同意。如果医务人员未履行该义务，即使在诊疗行为中，尽到了充分和适当的注意义务，该医务人员也可能被认定为存在医疗过错。同时，为了避免单一的依照"通情达理人标准"可能会出现的弊端，在对医方是否存在医疗过错进行判断时，英美法认为还应当考虑其他因素，如诊疗活动的紧急性、医师之裁量权、可容许性风险、差异性原则等。

②大陆法系国家：德国，在医疗过错的认定上遵循信赖原则，要求在社会生活中，在不存在其他特殊情况时，某人根据人们共同的行为准则做出行为时，就应当信赖社会生活中的其他人也会根据该准则行事。具体到医患关系中，患者应当向医务人员真实地陈述自己的病情、积极配合医务人员的诊疗行为。但是，如果患者出于某种目的，隐瞒病情或者拒不配合，那么由此产生的不利后果应由患者自己承担。同理，患者到医疗机构就医，基于诚信原则，配合医务人员的诊疗行为，并对此给予了高度的期待，如果医务人员违背了其所负有的注意义务，实施了不恰当的诊疗行为，也应当对该患者承担相应的责任。

日本，采用"医疗水准"作为医疗过错的判断标准。"医疗水准"是指医务人员在进行诊疗行为时，应当尽到医学专业人员应尽到的诊疗义务，包括钻研义务、转诊义务、说明义务等，其学识、注意程度、态度及医疗技术均应符合普通医疗行业的医务人员在相同情况下所应达到的标准。

③我国香港地区和台湾地区：我国香港地区，司法实务部门在审理医疗纠纷案件时适用过失侵权的相关规则，在过错的认定上采用"合理的人"标准，该"合理的人"并非实际生活中现实存在的人，而是法律拟制的产物。具体到医疗行业，在判断医方是否具有医疗过错时，采用"合理的医生的注意标准"，该标准只要求专家达到本专业内"通常水准"专家的注意就可以，而不要求达到本专业内具有较高的技艺或者拥有最高技艺的专家所具有的注意。

我国台湾地区，医疗过错的认定标准是"善良管理人的注意义务"，具体到医疗行业，是指如果医务人员未尽到善良管理医生的注意义务，就应当承担医疗过失责任。比如，医务人员对患者的病情没有给予高度的注意，由于其疏忽或者大意，不要求患者及时进行 X 光的检查，就自以为明了患者的病情，做出是否开刀的决定，最终导致患者的病情无法及时治愈，此时医务人员应当承担损害赔偿责任。

（2）医疗过错的认定应当采用主客观相结合的判断标准。由于医疗行业与患者的生命健康有密切的关系，所以医疗行业具有很高的专业性和特殊性，医务人员通常只有掌握了必备的专业知识并取得相关的执业资格，才能进行相应的诊疗活动。在进行诊疗行为时，如果是由于医务人员自身能力不足而造成患者损害的，该医务人员就应当承担一定的责任，并不能以自身水平或能力欠缺作为免责事由。鉴于普通患者不具有相应的医学知识和技能，如果在诊疗活动中由于医务人员的误诊或者误治给患者带来损害的，患者在通常情况下很难判断该医务人员是否存在过错，所以，医疗过错认定标准的客观化是必然的选择，也是现代侵权法发展的必然趋势。此外，由于每个医务人员的个人能力、专业水平、诊疗经验都有所不同，同样的患者，普通医师的诊断就可能与专家医师的诊断不同，而此时如果要求专家医师与普通医师具有相同的注意义务，则实际上降低了专家医师注意义务的要求，对患者显然是不公平的。再者，医务人员在进行诊疗行为时，可能受到个人主观因素的影响，未尽到或者未完全尽到注意义务，造成不同程度的过失，从而给患者带来不同程度的损害。所以，在遵循客观判断标准的同时，还要适当考虑医务人员的个人能力与行为人的主观因素，将主观与客观标准综合起来，作为认定医疗过错的判断标准。

（3）综合考虑其他因素的影响。在对医方是否存在医疗过错进行认定时，除考虑医方是否违反了相应的注意义务外，还需要综合考虑地域性、紧急性等因素的影响。这些因素具有难以统一量化、个体差异性比较大等特点，应与具体的案情相结合。

第一，地域性因素。基于我国各地经济、科技发展水平不一，且东西部之间、城乡之间发展差异较大的国情，在对医疗过错进行认定时，应当注意地域因素的影响，实行区域性标准，以同地区或者相类似地区的医疗水平为同一判断标准，同时考虑不同等级医疗机构之间的差异，进行综合判断。当然，并不是说经济水平落后的地区，医方的注意义务就应当降低，而是该地区的医疗机构及其医务人员应当尽到充分和适当的说明义务，告知患者其医疗水平和诊疗条件，保障患者的知情权和选择权。

第二，紧急性因素。医疗行业的紧急情形通常有两种：时间上的紧急性和事项上的紧急性。当出现紧急情况时，医方为了治病救人，此时的注意程度和医疗水平往往不能与一般情况相比，如果此时过分要求医方尽到通常的注意义务，对医方显然是不公平的。因此，对于紧急情形下医方的诊疗行为，法律对其的要求标准应当低于一般的注意标准。

第三，可容许性风险。容许性原则是指为达到某种有益于社会的行为，虽然性质上经常含有某种侵害合法权益的危险，但这种危险如果被社会一般观念认为是适当的，就应当认为该行为不具有违法性。众所周知，诊疗行为的目的是为了患者的生命健康，而诊疗行为又具有一定的侵袭性和不确定性，医方在对患者采取治疗行为时，可能会给患者带来一定的伤害。然而，医学的进步正是经过千万次反复实验和失败后才得来的，因此，我们在对医方是否存在医疗过错进行判断时，需要考虑可容许性风险因素的影响，不能因为存在损害事实，就必然对医方加以处罚。

2. 医疗过错的认定标准

（1）我国医疗过错的认定标准。根据我国《民法典》（原《侵权责任法》）的相关规定，我国以医疗机构及其医务人员对其注意义务的违反作为认定医方是否存在医疗过错的判断标准，而医方的注意义务又是根据当时的医疗水平进行判断的。可见，在医疗过错的认定上，我国采取两个判断标准：具体判断标准——注意义务和抽象判断标准——医疗水平。也就是说，如果医方尽到了与医疗水平相适应的注意义务，就不构成医疗过错，否则，医方则要承担相应的过错责任。此外，根据我国《侵权责任法》第五十八条的规定，医疗过错的认定还应根据法律推定。

①医疗过错认定的具体标准——医疗注意义务

A. 医疗注意义务的概念：注意义务是指为避免有害结果的发生而使意识集中谨慎行事的义务。通常认为，注意义务包括结果预见义务和结果避免义务两部分：结果预见义务是指行为人在实施某种行为时，负有根据行为当时的具体情况而应当预见自己的行为可能发生损害结果的义务；而结果避免义务是指行为人负有实施某一行为时避免因自己的行为而发生损害结果的义务。具体到医疗行业，医疗注意义务是指医疗机构及其医务人员为了防止或者避免有害结果的发生，在进行相应的诊疗活动时应谨慎从事医疗活动的责任和义务。

B. 医疗注意义务的特殊性

第一，医疗注意义务本质上是方法债务。医患双方之间的医疗关系本质上是一种契约关系，而基于医疗行业的特殊性，医方所负有的契约义务是一种手段义务，而非确保疾病得到治愈的结果义务。所谓手段义务，则是指医疗机构及其医务人员能够依其职业道德、专业知识与技能，采取必要的治疗手段与措施，尽力从事疾病的治疗工作。所以说，医方负有的义务仅是治疗疾病的义务，而非治愈疾病的义务。

第二，医疗注意义务具有伦理性与技术性。医疗活动关系到患者的生命健康，具有"余必依余之能力与判断，以救助病人，永不存损害妄为之念"的伦理性要求，医务人员具有高度的伦理道德，还要严格履行说明义务、告知义务、保密义务、尊重患者自主决定权等义务。同时，医疗行业具有很强的专业性，各国都规定医疗注意义务还应包括医疗技术规范所要求的谨慎诊断和治疗的专业义务。

第三，医疗注意义务具有客观性与发展性。随着社会的发展，医学专业也必将不断取得进步，人类必然会在具体的诊疗活动中不断探索并逐步提高医疗技术水平。此时，就要求医疗机构及其医务人员能够严格履行其职责，并随着医疗水平的不断进步而逐步提高自身的医疗水平和注意义务。

②医疗过错认定的抽象标准——医疗水平

A．医疗水平的概念。医疗水平，也称为医疗水准，是指医师在进行医疗行为时，其学识、注意程度、技术及态度均应符合具有一般医疗专业水准的医师于同一情况下所应遵循的标准。根据我国《侵权责任法》的规定，"医务人员在诊疗活动中未尽到与当时的医疗水平相应的诊疗义务"，则构成医疗过错，可见，作为认定医疗过错标准的医疗水平是指具体的诊疗行为发生时的医疗水平。也就是说，即使今后随着医学科学的发展与技术的进步，医疗机构及医务人员当时的诊疗行为被认为存在过失，也不能追究行为人的责任，因为该行为人只要尽了与当时的医疗水平相适应的注意义务，就不构成医疗过错。

B．判断医疗水平的参考因素。在具体的案件中，依据当时的医疗水平对医方是否存在医疗过错进行认定时，还应当考虑以下因素的影响：

第一，"可尊重的少数"法则。该法则是指不能仅基于医师从多数经认可的治疗方法中所做的选择而对医师课以责任。医疗行业具有专业性、特殊性等特点，加之患者个人体质的差异，对同一种疾病的治疗方案或者治疗方法，不同的医师也会有不同的观点，而并非所有的治疗方案和治疗方法都得到同行的认可。通常情况下，只是其中一部分或者某种治疗方法得到大多数同行的认同，并在实践中成为通行的做法。但是，医学是一门科学，"真理往往掌握在少数人手中"，这就说明没有被大多数同行认可的治疗方案和治疗方法并不一定就是错误的，或许该治疗方案或者方法对患者来说是个全新的机会，会得到更好的治疗效果。所以，在具体的诊疗活动中，应当尊重医师的自由裁量权，在具体判断医疗过错时，不能因为大部分同行认可采取某种治疗方法就肯定其是正确的，也不能因为大部分同行否认某种治疗方法就认定行为人存在医疗过错，判断医疗过错的关键是考察行为人在进行具体的诊疗活动中是否采取了符合其专业要求的治疗方法，是否尽到了相应的注意义务。

第二，"最佳判断"法则。医方所为的诊疗护理行为，除必须符合其专业标准所要求的注意义务、学识及技术等之外，还必须是其最佳判断。医务人员也有普通医师与专家医师之分，对于专家医师来说，其具备的医学知识、技能和诊疗经验远远高于普通的医师，因而，同样的疾病，专家医师做出的判断或许与普通医师做出的判断不同，此时，应当要求专家医师具备更高的医疗水平，做出更完善的医学判断。所以，在具体的诊疗活动中，专家医师应当根据其掌握的知识与技术，对患者的病情做出高于普通医师的判断，采取最佳的治疗方案。

③法律推定。由于医疗活动的专业性和复杂性，医疗过错的认定具有一定的难度，如果让非专业的患者举证证明医方存在过错，可能会剥夺受害患者获得赔偿的权利。因此，为缓和受害患者的举证责任，许多国家都采用过错推定的证明方法，即推定当事人存在过错的一种过错认定方法。比如，德国在审理医疗损害赔偿案件时，为减轻病人的举证责任，采用"表见证明原则"，即依据经验法则，有特定之事实，发生特定典型结果者，则于出现该特定结果时，法官在不排除其他可能性之情形下，得推论有该特定事实存在。又如，日本采用"过失之大致推定"，本于自由心证主义之运用，以经验法则，从一间接事实推认其他间接事实或主要事实之一种事实上之推定。在医疗诉讼中，患者仅须证明医师实施了诊疗行为，自己受到的损害是发生在诊疗行为中，且损害的发生有违经验法则，据此，法官即可推定医方存在过错。我国《侵权责任法》第五十八条也规定了适用过错推定的3种情形，以缓和患者的举证责任。

A. 违反法律、行政法规、规章，以及其他有关诊疗规范的规定：在医疗诉讼中，如果患者一方无法提供直接证据证明医方存在医疗过错，仅须证明存在一定的基础损害事实，达到表面证据规则所要求的标准即可，法官会根据法律的规定，推定医方存在过错，转由医方对自己不存在过错承担证明责任。《侵权责任法》第五十八条第一款将违反法律、行政法规、规章，以及其他有关诊疗规范的规定作为推定医方存在过错的"基础事实"，只要患者证明医方的诊疗行为有违上述规定，即可推定医方存在过错，这大大减轻了患者的证明责任。

B. 隐匿或者拒绝提供与纠纷有关的病历资料：病历资料是记载患者病情发展变化的原始资料，从病历资料中可以了解医方的诊疗行为是否恰当、及时，因而病历资料是判断医方是否存在过错的重要依据。由于医疗活动的专业性和特殊性，病历资料一般由医方单方生成并保管，在发生纠纷时，医方可能会出于对自己利益的保护，将病历资料隐匿或者拒不提供。此时，根据《侵权责任法》的规定，如果患者一方举证证明了医方存在隐匿或者拒绝提供病历资料的基础事实，即可推定医方存在过错，目的是促使医方积极提供相关证据，从而正确认定医疗过错。

C. 伪造、篡改或者销毁病历资料：由于医疗活动具有专业性的特点，病历资料一般由医方单方生成并保管。在医疗诉讼中，如果发现相关的病历资料被伪造、被篡改，甚至被销毁时，根据经验法则的判断，可以推定医方主观上具有妨碍患者举证证明的故意。此时，如果患者可以举证证明医方存在伪造、篡改、销毁病历资料的基础事实时，即可推定医方存在医疗过错。

（2）医疗过错的抗辩事由。在医疗侵权损害赔偿诉讼中，如果受害患者不能证明其损害是由医方过错行为所致，亦即不能证明医方的行为符合医疗过错侵权责任构成要件时，患者就会败诉；但是，当患者最终证明了医方的诊疗行为符合医疗过错侵权责任的构成要件时，医方是否一定要对患者承担医疗过错侵权责任呢？现代侵权法认为，如果被告（医方）在符合医疗过错侵权责任构成要件时，能够提出正当的抗辩事由，则医方不必对患者承担医疗过错侵权责任。也就是说，如果医方提出的抗辩事由是正当的、合法的，医方的医疗行为就不存在医疗过错，自然不用承担侵权责任。此外，考虑到医疗活动事关社会公共福祉，且具有一定的风险性和不稳定性，因此，在对医疗过错进行判断时，必须兼顾医方的合法权益，给予医方适当的抗辩，以避免防御性医疗行为的扩张，最终导致人民健康利益的损害。

我国《医疗事故处理条例》第三十三条规定了不属于医疗事故的 6 种情形，但是，从该条的规定来看，这些抗辩情形过于笼统，有的医疗过错与因果关系抗辩事由的界限模糊，不利于对司法实践活动的指导，而《侵权责任法》第六十条也规定了 3 种医疗过错的抗辩事由。在笔者看来，我国医疗过错抗辩事由应当包括以下几种情形：

①患者的知情同意实际上是患者的两个权利，即知情权与同意权。在实施具体的诊疗行为时，医方应当尽到其充分和适当的注意义务，将欲实施的诊疗行为的具体方案、可能产生的风险、是否存在其他替代方案，详细地向患者说明，保障患者的知情权。同时，在患者知情后，医方应当征求患者的同意，尊重患者的自主决定权。因此，如果在实施具体的诊疗行为时，医方充分履行了其注意义务，尽到了说明告知义务，即使出现了损害后果，医方也不应当承担损害赔偿责任。

②患者不配合医方的治疗：疾病的治疗需要医患双方共同的努力和配合，如果患者或其近亲属不积极配合医方的治疗，自然收不到理想的治疗效果，甚至会延误患者的病情，给患者带来不利的后果。一般来说，患者或其近亲属不配合医方治疗的情形有两种：一种是患者单方存在过错，出于某种原因或目的，不配合医方的诊疗活动，如患者隐瞒病情或者捏造虚假病情、不遵医嘱服药等。此时，患者拒不配合医方的治疗方可成为医方的免责事由，由此造成的损害后果，由患者自己承担。另一种则是医方与患方都存在过错，医方可能未尽到相应的注意义务，患者也可能存在拒不配合医务人员治疗的行为。对于第二种情况，患者或其近亲属不配合治疗的事实可以作为医方的抗辩事由，但是并不能完全免责，应当根据具体的情况，承担相应的赔偿责任。

③超出当时的医疗水平：医疗水平是认定医疗过错存在与否的抽象标准，如果医务人员在具体的诊疗活动中，尽到了与当时的医疗水平相适应的注意义务，即使对患者造成损害，也应当认定为不存在医疗过错。所以说，超出当时的医疗水平可以作为医方的抗辩事由，但是需要满足以下两个条件：第一，在具体的诊疗行为发生时，基于当时的医疗水平，该医疗损害是无法预料的；第二，在具体的诊疗行为发生时，基于当时的医疗水平，该医疗损害是无法防范的。因此，如果医方在实施诊疗行为时，基于当时的医疗水平，对损害后果的发生无法预料亦无法防范，医方的诊疗行为则不存在医疗过错。

第三节　医疗损害的因果关系

一、多因一果

在因果关系上，一因一果关系属于最为简单明确的类型。实际上，原因与结果的对应关系较为复杂。根据原因和损害结果的数量，可以分为一因一果、一因多果、多因一果、多因多果 4 种形态。其中，多因一果是指原因为复数，结果为单数，原因为多个行为或事件，结果为受害人单一的损害后果。在现实生活中发生的诊疗损害，不少是多方面因素共同造成的。这就使得多因一果问题在诊疗损害中有重要意义。在多因一果的诊疗损害之中，要明确诊疗过失行为在造成诊疗损害后果中的作用，使医方仅就因其过失所造成的损害承担赔偿责任。

多因一果的基本法律特征主要有两个：一是原因的复数性。造成损害后果发生的可能是数个加害人的行为，可能是加害人和受害人的行为共同所致，也可能是加害人的行为与自然因素、受害人的特殊体质等共同所致。二是损害结果的同一性，即多个原因所造成的结果是同一的。如果各原因造成的损害结果是不同的，则属多因多果现象。对于多因一果，现代侵权责任法普遍认为，各行为人只应对自己的行为所造成的损害结果承担责任。因此，各国侵权责任法倾向于根据原因力理论来确定侵权行为人的侵权责任，即在某原因行为构成侵权的情况下，根据该原因对于该损害后果的发生或扩大所发挥的作用力来确定该行为人所应负之责任。也就是说，在多因一果的情况下，需要区分不同原因的原因力，从而明确不同原因对于结果发生的作用，以确定行为的相应责任。

原因力理论在我国虽没有明确的法律规定，但在司法解释和行政法规中早已涉及。2001 年《最高人民法院关于审理触电人身损害赔偿案件若干问题的解释》第 2 条第一次以司法解释的形式明确规定了原因力理论，该条款规定："致害人的行为是损害后果发生的主要原因，应当承担主要责任；致害人的行为是损害后果发生的非主要原因，则承担相应的责任。"《医疗事故处理条例》第四十九条第 1 款也涉及原因力理论的适用问题：要考虑诊疗过失行为在医疗事故损害后果中的责任程度、医疗事故损害后果与患者原有疾病状况之间的关系等因素确定医方赔偿数额。《人身损害赔偿司法解释》第三条第 2 款也做了类似规定："二人以上没有共同故意或者共同过失，但其分别实施的数个行为间接结合发生同一损害后果的，应当根据过失大小或者原因力比例各自承担相应的赔偿责任。"

如何确定原因力的大小？一般认为，原因力的大小取决于各个原因的性质、原因事实与损害结果的距离，以及原因事实的强度。司法实践中主要是从以下两个方面判断原因力的大小：

1. 直接原因优于间接原因

直接原因是指与损害后果之间自然接续，与结果之间没有任何中断因素存在的原因。

间接原因是指与损害后果没有直接接续关系，而是通过第三方介入因素对损害结果起一定作用的原因。直接原因一般是直接作用于损害结果，其导致损害结果的发生符合事件发生顺序，它在损害的产生、发展过程中，表现出某种必然的、一定如此的趋向。而间接原因对损害的发生不起直接作用，往往是偶然地介入了第三人的行为、受害人的因素、某种非人力的因素，并与这些因素相结合，才产生了损害结果。通常情况下，间接原因距离损害结果越远，其原因力越弱。需要注意的是，间接原因与损害后果也具有因果关系，不能把间接原因排除在原因之外。实践中曾经流行一种观点，认为间接原因不是原因，不构成因果关系，这显然是不正确的。同时，间接原因确定不同于直接原因，在较多情况下不一定构成法律上的原因（按相当因果关系判断），行为人也不一定都要承担责任。但直接原因与间接原因在一定的环境和条件下可以转化，特别是基于当事人的主观状态而发生转变。例如，因辱骂对方而致对方心脏病发作死亡。通常情况下，辱骂本身与死亡并无直接因果关系，而是通过受害人的心脏病，作为间接原因对死亡起到了作用。但在辱骂者明知对方有心脏病而辱骂的情况下，基于故意的存在，辱骂行为虽是以受害人心脏病发作为媒介，但直接指向受害人受伤害的结果，构成受害人死亡的直接原因。这是主观意志状态对一般原因属性的改变，体现了过错归责情况下主观过错的决定性作用，也体现出过错与因果关系之间，过错包含着对因果关系判断的有机联系。

2. 主要原因优于次要原因

在直接原因中造成损害结果的原因有时会有若干个，这些原因对共同损害结果的发生起到了直接的作用，只是作用的程度有所不同。在这些共同的直接原因中，根据其发生作用的情况不同，可分为主要原因和次要原因。其中，对损害结果的发生或扩大起主要作用的是主要原因，法律原因力较大；对损害结果的发生或扩大起次要作用的是次要原因，法律原因力较小。《关于审理触电人身损害赔偿案件若干问题的解释》第2条第2款规定的"致害人的行为是损害后果发生的主要原因，应当承担主要责任；致害人的行为是损害后果发生的非主要原因，则承担相应的责任"，就是对主要原因和次要原因及其责任的区分。主要原因的原因力显然要大于次要原因。

实务中，有的诊疗损害案件属于一因一果情况，这种因果关系不难判断，医方承担百分之百的责任。例如，外科医师在为患者做手术时，因为粗心大意将手术用的纱布遗忘在患者的腹腔内，导致患者腹腔感染、出现腹膜炎，这就属于简单的一因一果关系。但是，在许多案件中，由于患者病情的复杂性、体质的差异性和医务人员的技术水平及其他一些人为的原因，医疗损害的发生属于多因一果，要确定主体的责任程度就要查明因果关系及不同原因的原因力。可以说，在诊疗过失赔偿责任中，多因一果的情形更为普遍，应当适用原因力规则，以求公平、公正地确定医疗机构的赔偿责任，同时避免医疗机构将沉重的诊疗损害赔偿责任通过增加医疗费等方式而转嫁到全体患者身上。

二、事实因果关系与法律因果关系

1. 民法一般因果关系的界定

在民法上，确定因果关系是承担责任的前提和确定承担责任比例与数额的重要因素。诊疗损害的因果关系是建立在民法因果关系理论之上的，它是指诊疗行为与诊疗损害后果之间存在的引起与被引起的关系。诊疗行为是诊疗损害后果发生的原因，而诊疗损害后果则是诊疗行为所产生的结果。在归责方面，因果关系起到的是确定责任的成立、排除责任的承担和确定责任范围的作用。诊疗损害中对因果关系的认定，决定着医方是否应承担损害赔偿责任及在多大范围内承担赔偿责任这一关键问题。也就是说，是否构成因果关系，决定着医方是否要承担责任；诊疗行为在多大程度上导致了诊疗损害后果，则决定着医方在多大范围内承担赔偿责任。

在《侵权责任法》立法过程中，考虑到因果关系的复杂性和重要性，为指导审判实践，草案一审稿曾规定："受害人应当证明侵害行为与损害后果之间存在因果关系。""法律规定应当由侵权人证明因果关系不存在，如果侵权人不能证明的，视为存在因果关系。"但在征求意见过程中，有意见提出，因果关系问题较为复杂，草案一审稿的规定比较简单，不足以解决问题，有可能束缚法官根据具体案情对一些复杂因果关系的判断。草案二审稿最终删除了这一规定，实际上把因果关系的判断交给了法官。实践中，如何判断因果关系需要由法官根据个案的实际情况，依一般社会经验决定。其中，对案情较为简单、一因一果的侵权，往往可以直接根据事实判定；对于虽然有其他条件介入，但行为与损害后果之间自然连续、没有被外来事件打断的，也可以认定存在因果关系；对多因一果、一因多果或者多因多果等复杂情形，则需要法官综合考虑当时的情况、法律关系、公平正义、社会政策等多种因素决定。应当看到的是，民法上的因果关系与哲学上的因果关系不同，哲学上的因果关系目的是为了探讨事物的本质属性，属于一个事实判断问题，而民法上因果关系的判断既是一个事实判断问题，更是一个法律价值的判断问题。

不同国家的民法理论与实践在认定因果关系的标准上存在着差异，主要有条件说和原因说两大派。①条件说主张：凡引起结果发生的条件皆为原因。因此，只要结果的发生与行为之间存在逻辑上联系的事实，即应认定因果关系。在判断上，应当是那些在欠缺时就不会导致损害发生的条件才属于损害的原因。②原因说主张：引起结果的多数条件中的一个为原因，其余的仅为条件。该学说承认原因和结果间有因果关系，否认条件与结果之间有因果关系。在如何区分原因与结果上，原因说又分为相当因果关系说和必然因果关系说。

长期以来，我国在法律的因果关系问题上采用必然因果关系说。学者认为，这种观点混淆了哲学上的因果关系与法律上的因果关系。应当说，法律上的因果关系是哲学上的因果关系的特殊形式，其特殊性就在于它所解决的并非是哲学上的认识任务，而是法律上进行救济或制裁从而建立法律秩序的任务。在法律上分析因果关系，并不是分析客观现象的普遍联系，而是以结果为起点，寻找应当对其担负法律责任的原因。同时，我国对因果关系的认定也不区分民事与刑事的不同，这就违背了民法与刑法的不同价值要求。民法重在对受害者的损失进行救济，解决的是社会生活中当事人各方的利益平衡问题，而刑法则重在对违法者进行制裁，解决的是维护社会的基本安定秩序问题。因此，民法对法律构成要件要求较宽，而刑法对法律构成要件要求则很严。表现在因果关系上同样如此。如果民法对因果关系要求过严，则既不利于受害者获得救济，也因较难承担责任而不利于在整个社会层面上提高人们善意行为的注意义务，最终危害了社会生活最基本的要求，即在公平目标之下对于善良风俗的尊重和对于诚实信用原则的恪守。反之，如刑法对因果关系的要求放宽，则犯罪极易成为常事。由此导致人人自危，社会生活缺乏基本的安宁，或是法不责众，使法律流于形式，尽丧权威。同样，如果民法上对于因果关系要求过宽，则势必导致民事责任过于普遍，虽有利于救济，但失去了对当事人各方利益进行平衡的公正基本要求。

基于以上，学者认为，对于民法上的因果关系，条件说过宽，必然因果关系说过严，应采用相当因果关系说，即在有同一条件存在即能发生同一结果的，则认定有因果关系。由此，要求正确区分原因与结果。例如，甲被乙打伤，在用车送往医院治疗的途中因翻车甲与司机均被压死。一般地分析，这一案件中，甲死亡的原因是翻车，甲被打伤只是发生死亡的条件，即甲因被打伤才会乘车前往医院，从而创造了翻车的条件。由此，乙不需为甲死亡负责任，而只应对甲受伤负责任。但是，还要进一步分析具体情况，如翻车本身并不严重，甲完全可能逃生，仅是因为受伤行动缓慢，才无法及时逃生，以致死亡，这种情况下甲的死亡是由受伤和翻车两个原因共同导致的，两者缺一不可，乙对甲的死亡应当承担责任。

在因果关系的判断标准上，又有主观说与客观说两种标准。主观说认为，应以行为时行为人所知或应知的事实为基础认定因果关系。客观说则认为，应以行为时一般人所知或应知的事实为基础认定因果关系。客观说的标准是"理性人"标准，根据"理性人"在行为发生对有关事实可能了解的程度和判断能力来认定因果关系。客观说在英美法上的主要表现是可预见性理论。该理论是占据主要地位的法律因果关系学说。这一理论认为对一个构成事实上原因的行为，如果损害结果是在行为人能够预见的范围内，该行为便构成法律上的原因，其预见的范围是以"理智之人的预见力"作为其确定标准。它要求加害人只要违反了对他人的通常注意义务，就必须承担由受害人个人体质易受损害的弱点所带来的危险。

应当说，主观说与客观说应当是关于因果关系中事实因素的判断标准，涉及因果关系中法律价值因素方面的判断，是审判者的权限，通常不在当事人对因果关系的主观认识之中。笔者认为，实际上，主观说与客观说不属于因果关系本身的判断范畴，而属于过错问题的范畴。因果关系在其事实判断方面，是纯粹的事实问题，而不需要考虑行为人的主观状态；因果关系在其法律判断方面，是一个法律价值取向问题，由审判者根据法律价值（包括一般性的法律价值和体现当前形势下价值把握的公共政策等）和事实情况予以判断，也不需要考虑行为人的主观状态。而在过错问题上，说行为人有过错，基本是说未尽到注意义务，而注意义务又以应当预见为前提。应当预见的内涵是预见到其行为会导致损害发生，就包含着行为和后果之间的因果关系。因此，过错的判断中包含着主观上因果关系的认定。前述所谓主观说和客观说，实际上不是因果关系自身的判断标准，而是过错判断标准的两个方面。因此，主观说、客观说的问题不应当在因果关系中讨论，应当属于过错范畴的问题。在判断标准上，如前所述，应采客观说，应以行为时一般人所知或应知的事实为基础，在医疗领域就是以同时期同等医生中等偏上的水平为标准进行判断。同时以主观标准为必要辅助，对行为人水平低于同等医务人员水平的不再予以考虑，对行为人医疗水平明显高于同等医务人员水平时，则要在客观标准之上，再考虑其主观情况，适当提高对其因果关系预见能力的要求。

2. 诊疗损害因果关系的认定

因果关系是诊疗损害的构成要件。实践中，因果关系和诊疗过失往往是相伴而生的。但两者是相互独立的，虽有诊疗过失，但不一定在诊疗过失和损害后果之间有因果关系。

例如，对某一重症服毒自杀患者，医生在施救时有惰怠，但从实际情况看，即使经医方全力抢救，该患者也无法救治。这种情况下诊疗过失是客观存在的，但患者死亡与医生的惰怠并无因果关系。

诊疗损害因果关系是民法上一般因果关系的具体化。作为具体或特殊的因果关系，诊疗损害因果关系有其特点，至少有两个方面：一是专业性。医疗行为的特殊性决定了在诊疗损害赔偿诉讼中认定是否存在因果关系是一个复杂的专业问题。这一点决定了诊疗损害因果关系的认定通常是通过鉴定方式。二是多因一果的情况较多。在实践中，引起诊疗损害后果发生的原因通常包括医师的诊疗行为、医院的设施功能、患者的病情、患者的体质及其行为、第三人的行为等。这些原因都是分析因果关系中具体原因时可能碰到和要考虑的。作为诊疗损害后果的患者及其亲属遭受的人身损害和财产损失往往是确定的，而其原因则可能是上述原因中的一个，也可能是数个，具有不确定性。

长期以来，必然因果关系说是我国在法律因果关系上的通说，导致在诊疗损害因果关系的认定上也采用的是必然因果关系，要求争议医疗行为同损害后果之间有内在的、必然的、本质的联系。这种不区分事实上的因果关系和法律上的因果关系的做法，不利于客观公正地认定和解决诊疗损害赔偿责任中的因果关系。

在诊疗损害因果关系的基本把握上，既然诊疗损害因果关系属于民法上的因果关系，应适用民法对因果关系的要求，由此，在掌握诊疗行为与损害后果之间有无因果关系上，学者认为，应采用相当因果关系说。在和过错相连接的内容上，应以客观说为基础，并以主观说为辅助。

在运用相当因果关系理论认定医疗损害因果关系时，第一步要根据"条件关系"认定争议诊疗行为是否是发生诊疗损害后果的必要条件。这方面可以采用删除法或替代法进行检验。所谓删除法，即在判断因果关系时，将争议行为从损害发生的整个过程中排除，其他条件不变，损害后果是否仍然会发生；如仍然发生，则争议行为并非损害发生的必不可少的条件；反之，如损害后果不可能再发生，或以完全不相同的方式发生，则争议行为就是损害发生的必不可少的条件。简单说，该方法就是"假如没有 A，B 就不会发生，则 A 是 B 的条件"。所谓替代法，就是在判断因果关系时，假如医方在损害发生的整个过程中所进行的诊疗行为无过失，如仍发生损害后果，则争议行为与损害后果之间就没有因果关系。这种方法就是以无过失诊疗行为代替过失诊疗行为，从而检验医方的行为是否是发生损害后果的原因。第二步则是在第一步有肯定答案的基础上，根据

"适当性"认定争议诊疗行为是否是发生诊疗损害后果的充分条件，即在有争议诊疗行为的情况下，是否通常会发生损害后果。如依据在实施诊疗行为时所认识到的医学规律，争议诊疗过失行为通常能够引起某种损害后果，就存在着"适当性"，可以认定争议医疗行为与损害后果之间有相当因果关系。"适当性"强调的是争议诊疗行为一般地增加了损害发生的客观可能性。如果诊疗行为一般性地增加了患者现存状态的危险，或者使患者暴露在与原本的危险不相同的危险状态之中，那么就应当认为医疗行为与患者的损害结果之间具有相当因果关系。

有观点认为，基于因果关系判断具有事实和法律两个方面，在考察是否存在法律上的因果关系时，所关注的不是事实本身，而是法律法规的规定、民事立法和司法政策，以及社会福利和公平正义等价值方面的要素。甚至在分析法律因果关系时，不必要求诊疗过失行为与损害后果之间有直接因果关系。有学者认为，这种观点强调在因果关系判断上要关注法律价值取向方面并无问题，但在相当因果关系的把握上，认为对法律上因果关系的判断可以不考虑事实本身，从而把法律上的因果关系和事实上的因果关系完全割裂开来，则是不可取的。因果关系的不同理论都要处理好事实上的因果关系和法律上的因果关系两者之关系，从而建立事实认定和法律价值追求的有机联系。相当因果关系对于"适当性"的要求既体现了事实，同时也体现了法律价值的要求，对"适当性"的把握也是以"必要性"或者一定的事实联系为条件的，而不是单纯的价值判断问题。实际上也并没有单纯法律上的因果关系问题。

在对因果关系的把握上，可参考国外的经验。在美国医疗损害赔偿诉讼中，美国法院基于公共政策的要求，认为在决定法律上的因果关系时必须考虑以下几个因素：①患者所受损害与过失侵权行为是否过于遥远；②损害是否与侵权行为人的过失完全不对称，如行为人的过失十分微小而患者所受损害极大；③过失侵权行为本来就会产生的损害是否具有超乎寻常的可能性；④给予受害患者的补偿是否会在将来给广大医疗服务的接受者造成不合理的负担，如造成医疗机构的预防性医疗活动，从而增加以后接受医疗服务的患者不必要的支出；⑤给予原告赔偿是否足以导致欺诈性的医疗损害赔偿诉讼；⑥对赔偿责任的判定是否会造成赔偿责任的范围漫无边际。在笔者看来，美国经验的核心不在于具体做法，而在于把医疗损害因果关系的认定纳入价值判断的轨道，在事实因果关系的基础上再从法律价值入手，使得因果关系的认定能够妥当平衡相关利益。当然，各国国情不同，在同类问题的价值把握上也不尽相同。

第四节　误诊导致医疗损害因果关系及原因分析

因果关系是过失侵权责任构成的中心环节所在，误诊与损害后果的因果关系有无及类型决定了因误诊过错应承担责任程度的性质和大小。

误诊发生后至纠纷发生时，由于医生的治疗、疾病的特点、药物的作用、个体的差异等复杂性原因，可能会遇到"误诊未必误治、误治未必无效、正确治疗未必合理"等多种情况。例如，"脑膜瘤并胰腺癌伴多发转移"患者行脑膜瘤手术治疗，术前因医生失误未及时发现胰腺癌，患者认为如果术前能确诊癌症晚期，就没有必要行脑膜瘤手术，认为手术对患者造成损害。因此，确定误诊过错行为与损害后果因果关系的有无应综合考虑患者病情的进展情况，是否给予治疗，治疗是否正确、治疗是否必要，在确定存在误诊过错和损害后果的前提下，两者的因果关系的有无判断见图9-1。

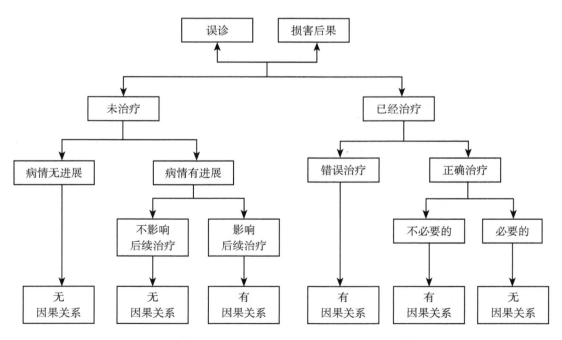

图 9-1　误诊与损害后果有无因果关系的认定

《医疗事故处理条例》和《侵权责任法》都未对因果关系的种类做出明确说明，不同地区规定及行业规范也有所不同。实践中，部分地区依据《医疗事故技术鉴定暂行办法》，仅做出因果关系有无的判定，然后直接认定责任程度：完全责任、主要责任、次要责任、轻微责任。有些地区则更加细化，对医疗过错行为在损害后果产生过程中的原因力进行分析，并根据原因力大小表述为全部因素、主要因素、同等因素、次要因素、轻微因素、无因果关系，学术界亦有其他多种分类方法。

误诊造成的医疗损害从形式上来讲多属于"两因一果"，两因即医生的误诊和患者的疾病本身。过错行为和损害后果的不同都可能对应不同的因果关系，损害后果的严重程度与患者本身疾病的关系也影响因果关系的判断。

同一种误诊行为，不同后果，因果关系不同。例如，肺癌漏诊患者，由于不可能所有的癌症漏诊患者都要等到死亡后才解决纠纷，在处理纠纷时候，可能病情未发生任何变化，漏诊对治疗没有任何影响，那损害后果仅是精神损害，误诊和精神损害的因果关系可能就是"全部"；如果仅是延误治疗导致病情恶化致器官受损，误诊与该损害后果的因果关系可能就是"主要"；如果患者已经死亡，那损害后果就是死亡，考虑到疾病本身在死亡过程中的原因力，误诊与死亡的因果关系可能就是"轻微"。

同一种损害后果，过错程度不同，因果关系不同。例如，肺癌患者因漏诊导致延误治疗而最终死亡，如果在 5 年前肿瘤早期时即发生误诊，且在初次误诊后至死亡的 5 年内多次误诊，那误诊与死亡因果关系可能就是"主要"；如果仅仅是在死亡前半年肿瘤晚期发生一次漏诊，那误诊与死亡的因果关系可能就是"轻微"。

责任程度的作用是对因果关系进行定量，决定民事赔偿的最终金额。责任程度的大小是与因果关系一一对应的一个比例区间，与因果关系的分类标准一样，不同地区规定及行业规范的适用也有所不同。由于责任度大小不是一个确切的比例数字而是一个区间范围，其区间内上下限的选择应有一定的自由裁量权，自由裁量时，不但需要考虑过错的程度和损害后果等客观因素，还应考虑诸多社会因素，最终做出综合性判断。

第十章　医疗损害的法律责任

第一节　民事赔偿责任的项目和标准

《侵权责任法》第十六条规定："侵害他人造成人身损害的，应当赔偿医疗费、护理费、交通费等为治疗和康复支出的合理费用，以及因误工减少的收入。造成残疾的，还应当赔偿残疾生活辅助具费和残疾赔偿金。造成死亡的，还应当赔偿丧葬费和死亡赔偿金。"第二十二条规定："侵害他人人身权益，造成他人严重精神损害的，被侵权人可以请求精神损害赔偿。"实务中，患者请求赔偿的项目主要有：①医疗费；②护理费；③误工费；④交通费；⑤住宿费；⑥住院伙食补助费；⑦残疾赔偿金或者死亡赔偿金；⑧丧葬费；⑨被抚养人生活费；⑩康复费、营养费、后续治疗费；⑪鉴定费；⑫精神损害抚慰金。

一、医疗费

医疗费通常是指为治疗因侵权行为给患者造成的人身损害而支出的费用。

《人身损害赔偿解释》第十九条规定："医疗费根据医疗机构出具的医药费、住院费等收款凭证，结合病历和诊断证明等相关证据确定。赔偿义务人对治疗的必要性和合理性有异议的，应当承担相应的举证责任。"

1. 患者主张统筹基金支付部分医疗费能否获得支持

目前对该问题存在一定的争议。多数法院的观点是：受害人因侵权行为造成人身伤害就医发生的医疗费用，已在其享受的城镇职工（居民）基本医疗保险待遇或者参加的新型农村合作医疗中报销部分或全部医疗费用的，系其与有关社会保险机构之间的关系，赔偿义务人主张从损害赔偿费用总额中扣除有关报销部分医疗费的，不予支持。但也有法院认为医疗费中的统筹支付部分实质系国家在就医人员满足一定条件下为其支付的保险费用，此款项并非由就医人员自行支付。因此，就医人员并无该项费用的损失，故无权要求侵权人支付。

2. 患者治疗原发性疾病的医疗费是否扣减

针对该问题，实务中亦存在不同的观点。有的法院认为只要是在治疗过程中产生的费用，都可以列入医疗费的赔偿范围；有的法院则认为，与损害原因无关的治疗费用，应当扣减。有学者认为，患者治疗原发性疾病的费用与医疗行为没有因果关系，患方诉请的医疗费不应包括治疗原发性疾病所产生的费用。但是，作为患方，可以在诉请中按照所有医疗费全额主张。因为根据规定，如果赔偿义务人对治疗的必要性和合理性有异议的，应当承担相应的举证责任。假如医疗机构不申请医疗费用合理性鉴定，或者法院不批准其申请的，则法院一般不会支持医疗机构排除所谓治疗原发性疾病的相关费用的抗辩。

3. 预缴金票据、住院费用清单能否单独作为诉请医疗费的依据

医疗费体现在医院出具的医药费、住院费等收款凭证上，通常指医疗费用发票。个人提供的预缴金票据只是付款凭证，不是结算凭证；医院出具的住院费用清单也只能证明产生的医疗费数额，而不能证明患者已经实际支付该医疗费，故预缴金票据和住院费用清单均不能单独作为诉请医疗费的依据。实务中，常常因为患者拖欠医疗费而导致医疗机构不予办理结算（出具医疗费发票）。因此，如果想要预缴的费用获得法院支持，患方需要再提供费用清单佐证。否则，法院一般会以预缴费用不能确定是否为结算依据而不予支持。单独提供费用清单也不能作为计算依据。

4. 医方反诉患者支付医疗费的主张能否获得支持

在医疗纠纷案件中，患者常常未结清医疗费用，医院能否就未结清的医疗费用提起反诉？其反诉请求能否获得支持？实务中，如果医疗机构提起反诉的，法院一般会一并审理。

二、护理费

护理费，是指侵权人赔偿或者补偿受害人因受到人身损害而导致生活不能自理，需要他人护理而支出的费用。《人身损害赔偿解释》第二十一条规定："护理费根据护理人员的收入状况和护理人数、护理期限确定。护理人员有收入的，参照误工费的规定计算；护理人员没有收入或者雇用护工的，参照当地护工从事同等级别护理的劳务报酬标准计算。护理人员原则上为一人，但医疗机构或者鉴定机构有明确意见的可以参照确定护理人员人数。护理期限应计算至受害人恢复生活自理能力时止。受害人因残疾不能恢复生活自理能力的，可以根据其年龄、健康状况等因素确定合理的护理期限，但最长不超过20年。受害人定残后的护理，应当根据其护理依赖程度并结合配制残疾辅助器具的情况确定护理级别。"实务中，护理费其实质就是护理人员的误工费，其计算标准与误工费类似，较为明显的差异是定残后的护理，即护理依赖。护理依赖一般需要由鉴定机构出具鉴定意见确定，最长护理依赖期限为20年。对于护理期限和人数，必要时，可以进行司法鉴定确定。

三、误工费

误工费，是指受害人因遭受人身损害，不能正常工作而遭受的预期财产利益损失。《人身损害赔偿解释》第二十条规定："误工费根据受害人的误工时间和收入状况确定。误工时间根据受害人接受治疗的医疗机构出具的证明确定。受害人因伤致残持续误工的，误工时间可以计算至定残日前一天。受害人有固定收入的，误工费按照实际减少的收入计算。受害人无固定收入的，按照其最近3年的平均收入计算；受害人不能举证证明其最近3年的平均收入状况的，可以参照受诉法院所在地相同或者相近行业上一年度职工的平均工资计算。"即：误工费＝误工时间 × 单位误工收入。实务中，如果患者超过明显必要时间（一般是出院后3个月）进行伤残等级鉴定的，则医疗机构可以提出抗辩，请求法院调整误工时间的认定。

四、交通费

交通费，是指受害人及其必要的陪护人员就医治疗过程中实际发生的交通费用。《人身损害赔偿解释》第二十二条规定："交通费根据受害人及其必要的陪护人员因就医或者转院治疗实际发生的费用计算。交通费应当以正式票据为凭；有关凭据应当与就医地点、时间、人数、次数相符合。"交通费的主张需要提供相应的票据。实务中，如果没有提交交通票据的，同样可以酌情诉请一个合适的数额，法院一般也会支持。如果自己驾驶汽车的，提交在此期间的加油费用票据，法院一般也会支持。

五、住院伙食补助费、住宿费

住院伙食补助费，是指侵权人因其侵权行为造成受害人遭受人身伤害后，较平时多支出的伙食费用，而侵权人应当给予补偿的费用。《人身损害赔偿解释》第二十三条规定："住院伙食补助费可以参照当地国家机关一般工作人员的出差伙食补助标准予以确定。受害人确有必要到外地治疗，因客观原因不能住院，受害人本人及其陪护人员实际发生的住宿费和伙食费，其合理部分应予赔偿。"实务中，住院伙食补助费的诉请，在本地区治疗的，目前法院一般按照 50 元 / 天的标准支持；跨地区治疗的，一般是按照 100 元 / 天的标准支持。住院伙食补助费，患者无须提供证据证明。实务中，笔者建议就高主张。

六、营养费

营养费，是指受害人在遭受侵害后，为辅助治疗或者使身体尽快康复而食用必要营养品所需的费用。《人身损害赔偿解释》第二十四条规定："营养费根据受害人伤残情况，参照医疗机构的意见确定。"实务中营养费的主张需要有鉴定意见或者医疗机构的意见（医嘱中有加强营养的记载）支持，营养费一般是按照医疗费的 10% 计算，如果有异议的，可以通过司法鉴定确定。

七、残疾赔偿金

《人身损害赔偿解释》第二十五条规定："残疾赔偿金根据受害人丧失劳动能力程度或者伤残等级，按照受诉法院所在地上一年度城镇居民人均可支配收入或者农村居民人均纯收入标准，自定残之日起按 20 年计算。但 60 周岁以上的，年龄每增加 1 岁减少 1 年；75 周岁以上的，按 5 年计算。"即：残疾赔偿金＝赔偿标准 × 年限 × 伤残等级系数。

伤残等级系数按伤残等级计算：

一级伤残：100%；二级伤残：90%；三级伤残：80%；四级伤残：70%；五级伤残：60%；六级伤残：50%；七级伤残：40%；八级伤残：30%；九级伤残：20%；十级伤残：10%。

1. 城镇居民和农村居民的判断标准

一般情况下，如果户口簿上记载的系非农业户口，则直接按照城镇标准计算。如果户口簿上记载的系农村居民，而患者又要按照城镇标准主张的，则需要提供在城镇就业生活的相关证据，一般是临时居住证或者劳动合同、医社保缴存证明等。如果是失地农民，则需要提供由村委会和当地政府部门出具的属于失地农民的证明文件。也可以在国家统计局网站上查询所属村的城乡划分代码。

2. 伤残等级鉴定

2017 年 1 月 1 日之前，评定伤残等级的标准主要有 3 种：一是《职工工伤与职业病致残程度鉴定标准》（GB/T 16180—2006）；二是《道路交通事故受伤人员伤残评定》（GA 35—1992）；三是《人体损伤程度鉴定标准》。其中，第三种标准适用于刑事与治安案件中的人体损伤程度评定，不适用于民事案件伤残等级评定。而前两种都适用于民事案件中人体所受损害的伤残等级评定，且两种评定标准均分为十级，一级最严重，十级最轻。基于保护职工的立法考量，工伤伤残等级评定标准"门槛"较低。一般情况下，按照《道路交通事故受伤人员伤残评定》标准可以评定为十级的，则同样的伤情按照《职工工伤与职业病致残程度鉴定标准》一般可以评定为九级。因医疗损害所致伤害的，其伤残等级的评定标准并没有明确的规定，此前，实务中一般适用的是《道路交通事故受伤人员伤残评定》，而非《职工工伤与职业病致残程度鉴定标准》。因此，判断患者所受医疗伤害之程度，一般应当参照《道路交通事故受伤人员伤残评定》的规定进行分析。

需要指出的是，最高人民法院、最高人民检察院、公安部、国家安全部、司法部于 2016 年 4 月 18 日联合发布《人体损伤致残程度分级》，自 2017 年 1 月 1 日起施行，司法鉴定机构和司法鉴定人进行人体损伤致残程度鉴定，统一适用《人体损伤致残程度分级》。即自 2017 年 1 月 1 日起，有关医疗损害伤残等级鉴定依据的标准已经统一。

八、死亡赔偿金

《人身损害赔偿解释》第二十九条规定："死亡赔偿金按照受诉法院所在地上一年度

城镇居民人均可支配收入或者农村居民人均纯收入标准，按20年计算。但60周岁以上的，年龄每增加1岁减少1年；75周岁以上的，按5年计算。"第三十条规定："赔偿权利人举证证明其住所地或者经常居住地城镇居民人均可支配收入或者农村居民人均纯收入高于受诉法院所在地标准的，残疾赔偿金或者死亡赔偿金可以按照其住所地或者经常居住地的相关标准计算。"第三十五条规定："本解释所称城镇居民人均可支配收入、农村居民人均纯收入、城镇居民人均消费性支出、农村居民人均年生活消费支出、职工平均工资，按照政府统计部门公布的各省、自治区、直辖市及经济特区和计划单列市上年度相关统计数据确定。上一年度，是指一审法庭辩论终结时的上一统计年度。"实务中，死亡赔偿金的计算一般的争议焦点在于：是适用城镇居民人均可支配收入，还是适用农村居民人均纯收入标准。

九、丧葬费

《人身损害赔偿解释》第二十七条规定："丧葬费按照受诉法院所在地上一年度职工月平均工资标准，以6个月总额计算。"丧葬费的计算标准只需要参照当地公布的上一年度职工月平均工资标准即可。

十、被扶养人生活费

《人身损害赔偿解释》第二十八条规定："被扶养人生活费根据扶养人丧失劳动能力程度，按照受诉法院所在地上一年度城镇居民人均消费性支出和农村居民人均年生活消费支出标准计算。被扶养人为未成年人的，计算至18周岁；被扶养人无劳动能力又无其他生活来源的，计算20年。但60周岁以上的，年龄每增加1岁减少1年；75周岁以上的，按5年计算。被扶养人是指受害人依法应当承担扶养义务的未成年人或者丧失劳动能力又无其他生活来源的成年近亲属。被扶养人还有其他扶养人的，赔偿义务人只赔偿受害人依法应当负担的部分。被扶养人有数人的，年赔偿总额累计不超过上一年度城镇居民人均消费性支出额或者农村居民人均年生活消费支出额。"实务中，被扶养人生活费的诉请，需要提交被扶养人的身份证复印件及亲属关系证明，其诉请是按照农村或者城镇居民标准，需要提供的证据同上。

十一、后续治疗费

1. 后续治疗费的赔付依据

《人身损害赔偿解释》第十九条第二款规定："医疗费的赔偿数额，按照一审法庭辩论终结前实际发生的数额确定。器官功能恢复训练所必要的康复费、适当的整容费及其他后续治疗费，赔偿权利人可以待实际发生后另行起诉。但根据医疗证明或者鉴定结论确定必然发生的费用，可以与已经发生的医疗费一并予以赔偿。"

2. 后续治疗费的审理原则

《人身损害赔偿解释》第十九条第二款规定，后续治疗费一般应待实际发生后另行起诉，有医疗证明或者鉴定意见证明确定必然发生的费用可以与已经发生的医疗费一并予以赔偿。实务中，法院对于后续治疗费的态度是以"不支持为原则，支持为例外"。主要原因是后续治疗具有不确定性，与法律要求的损失确定性原则相悖。但是，考虑到有些个案的后续治疗费不仅必要而且合理，为避免受害人累诉和先行垫付确有困难的情况，在有医疗证明或者鉴定意见证实的情况下，可以考虑与已经发生的医疗费一并赔偿。需要强调的是，即便有医疗证明或者鉴定意见，也仅只是"可以"与已经发生的医疗费一并赔偿，而非"应当"。对于是否支持后续治疗费，《人身损害赔偿解释》赋予法官充分的自由裁量权，以求在复杂的纠纷中寻求个案正义。

3. 后续治疗费的司法认定

《人身损害赔偿解释》第十九条第二款规定："根据医疗证明或者鉴定结论确定必然发生的费用，可以与已经发生的医疗费一并予以赔偿。"即患方诉请后续治疗费，至少应当提供医疗证明或者鉴定意见，证明后续治疗费确实发生，而且发生数额也应相对确定。实务中，最主要的争议在于后续治疗费难以评估，但后续治疗费又确实发生，此时应如何处理？

证明后续治疗费确实发生相对容易，但是证明后续治疗费确定数额就比较困难。对于后续治疗费的鉴定，有些地区已经明确禁止司法鉴定机构涉足该项目，其原因是欠缺科学的参照依据。比如，有的鉴定意见是参照患者抢救时发生的医疗费用进行鉴定，则无形中会增加后续治疗费用总额，因为患者病情稳定后，其所需治疗费用一般都少于抢救时的费用。患者的病情、治疗方案也均可能存在变化，因此可能影响其后续治疗费用的确定，加上诸如因国家政策调整而导致的药物价格的变化也会影响到后续治疗费用的确定。但是，在患者后续治疗费确实发生，而且数额较高的情况下，如果一律判令原告另行起诉，则明显增加患方负担。有的法院为平衡医患双方的利益，选择按期支付的方式，这不失为一种妥善之举。实务中，还有一种情形，就是每年所需的后续治疗费是确定的，此时是按照何种标准支持后续治疗费，目前法律尚无规定。根据司法实践，一般有3种处理方式：一是按照预期平均寿命支持；二是按照20年标准支持；三是按期计算，由医疗机构先行支付一部分后续治疗费。学者认为，这3种支持方式各有利弊，在不同的案件中可以灵活运用。其裁判原则应是能够平衡患者的现实需要和后续费用的不确定性（如支付20年，结果患者只存活5年；如按照当前医疗费用计算每年需要10万元，但是随着新的医疗技术发展或者药品价格变化，可能过几年每年费用只需要8万元等）。有鉴于此，法院才会采取不支持为原则、支持为例外的做法。既然不支持是原则、支持是例外，对法院而言就意味着慎重，对患者而言就意味着举证责任加重。因此，患方诉请后续治疗费应当特别谨慎，否则有可能面临被驳回而浪费诉讼费的结局。为了避免司法僵化导致后续治疗费难获支持的情况，患者在诉请后续治疗费时应当提供医疗证明或者鉴定意见，着重强调后续治疗确实发生，以及承受不起垫付的经济压力；在计算方面可以选择一个平衡点，建议按期计算，争取法官支持。而医疗机构则可以侧重于后续治疗费数额难以确定的角度，争取让法官判决原告另行起诉。

十二、精神损害抚慰金

《最高人民法院关于确定民事侵权精神损害赔偿责任若干问题的解释》（以下简称《精神损害赔偿解释》）第十条规定："精神损害的赔偿数额根据以下因素确定：①侵权人的过错程度，法律另有规定的除外；②侵害的手段、场合、行为方式等具体情节；③侵权行为所造成的后果；④侵权人的获利情况；⑤侵权人承担责任的经济能力；⑥受诉法院所在地平均生活水平。法律、行政法规对残疾赔偿金、死亡赔偿金等有明确规定的，适用法律、行政法规的规定。"

《医疗事故处理条例》第五十条规定："医疗事故赔偿，按照下列项目和标准计算：……精神损害抚慰金：按照医疗事故发生地居民年平均生活费计算。造成患者死亡的，赔偿年限最长不超过6年；造成患者残疾的，赔偿年限最长不超过3年。"实务中，精神损害抚慰金的赔付数额一般在人民币 10 万元以下，患方可以结合损害后果并参照以下规定进行主张。福建省高级人民法院关于《审理人身损害赔偿案件若干问题的意见》（闽高发〔2000〕361 号）第二十五条规定：根据侵权人的主观过错程度、侵害手段、侵权行为所造成的后果，侵权行为分为一般侵权行为、严重侵权行为、特别严重侵权行为。一般侵权行为的精神损害赔偿在 1000 ~ 10 000 元酌情判定；严重侵权行为的精神损害赔偿在 10 000 ~ 50 000 元酌情判定；特别严重侵权行为的精神损害赔偿在 50 000 ~ 100 000 元酌情判定。关于精神损害抚慰金，学者认为有必要对以下两点进行说明：

1. 关于死亡（残疾）赔偿金与精神损害抚慰金的关系

《人身损害赔偿解释》第十八条规定："受害人或者死者近亲属遭受精神损害，赔偿权利人向人民法院请求赔偿精神损害抚慰金的，适用《最高人民法院关于确定民事侵权精神损害赔偿责任若干问题的解释》予以确定"。《精神损害赔偿解释》第九条规定："精神损害抚慰金包括以下方式：①致人残疾的，为残疾赔偿金；②致人死亡的，为死亡赔偿金；③其他损害情形的精神抚慰金。"

据此，有观点认为残疾赔偿金、死亡赔偿金即为精神损害抚慰金，因此，医疗机构在支付残疾赔偿金和死亡赔偿金后，无须再支付精神损害抚慰金。

实际上，这是对精神损害抚慰金的错误解读。首先，根据《人身损害赔偿解释》的规定，残疾（死亡）赔偿金不再包括精神损害抚慰金，而只是单纯的财产损失赔偿，而且，在《人身损害赔偿解释》中，残疾（死亡）赔偿金和精神损害抚慰金已经分别规定。其次，《人身损害赔偿解释》发布在后，故其与《精神损害赔偿解释》相冲突的内容，应当以前者规定为准。

2. 患者死亡的，多个近亲属主张精神损害抚慰金时的计算方式

《医疗事故处理条例》第五十条第（十一）项规定，精神损害抚慰金：按照医疗事故发生地居民年平均生活费计算。造成患者死亡的，赔偿年限最长不超过 6 年；造成患者残疾的，赔偿年限最长不超过 3 年。如果患者死亡的，那么，这里是指每个赔偿权利人的赔偿年限最长不超过 6 年（分别计算），还是指所有赔偿权利人的赔偿年限最长不超过 6 年（一并计算）？实务中，法院一般是将该条理解为"一并计算"，也有法院认为应当"分别计算"。

持"分别计算"的理由是：精神损害抚慰金的赔偿对象是死者的近亲属而非死者本人，该请求权是死者近亲属自己精神受损享有的，而非因继承死者的遗产而来。因

此，享有该请求权的人数是相对不确定的，其产生的基础是近亲属与死者之间存在的感情，以及因这种感情而带来的精神上的幸福和愉悦。这种精神上的体验将会因不同身份关系的亲属与死者之间存在不同性质的感情而相异，这些不同的体验是不能相互替代的，故对该条理解为对每一个受到精神损害的亲属精神抚慰金的计算方法及赔偿上限的规定，而不是对所有亲属受到精神损害而产生的总的抚慰金的计算方法及总的赔偿上限规定。

综上所述，对患方而言，起诉的最终落脚点是赔偿，因此，在认定医疗机构有责任的前提下，首先要尽可能争取一个较高的责任比例，其次就是要做好诉请项目和计算依据工作。合理的诉请不仅可以获得法院的支持，而且可以避免浪费诉讼费。对医方而言，在被鉴定意见认定为有责任的情况下，主要的抗辩方向不应过度围绕在是否应负责任上，除非能够通过新的鉴定意见推翻原来的鉴定意见，否则，法院一般情况下不会支持医方的抗辩理由。因此，医方应将抗辩环节重点放在对患者诉请项目和计算依据上，通过有效的抗辩，减轻自己的赔偿责任。

第二节　行政责任的处罚

根据《医疗事故处理条例》第三十五条的规定，卫生行政部门应当依照本条例和有关法律、行政法规、部门规章的规定，对发生医疗事故的医疗机构和医务人员做出行政处理。这就是医疗事故的行政法律责任。该条例中所述的行政处理包括行政处罚和行政处分。

一、医疗事故行政责任的概念

行政责任是指行政法律关系主体由于违反行政法律规范和不履行行政法律义务而依法应承担的行政法律后果。医疗事故行政责任是指医疗机构及其医务人员在医疗活动中，因过失违反医疗卫生管理法律、行政法规、部门规章和诊疗护理规范、常规，造成患者人身损害的医疗事故，依据行政法的规定应当承担法律后果。

二、承担行政责任的构成要件

与前述承担民事责任的构成要件基本相同，诊疗行为的行为人必须同时具备行为的违法性、有主观过错、有损害后果及诊疗过失行为与不良后果之间的因果关系。不同的是医疗过失的民事责任特别注重过失行为的损害后果，而医疗过失的行政责任却更注重违法行为而不特别强调损伤后果。有时，只要医务人员的行为违反了有关医疗法规、规章制度和操作规程，并且情节恶劣，即使没有实际造成损害后果，可以不承担民事责任，但却要承担行政责任，受到一定的行政处分。此外，医务人员承担行政责任的前提条件：一是他们必须是经过卫生行政部门考核、登记、聘用的医务人员或管理人员；二是其过失行为必须是在行政部门授权下依法执行职务，在诊疗护理工作中发生的。

三、承担行政责任的形式及其具体责任

1. 行政处分

属于承担行政责任的一种方式，是指由国家行政机关或者其他组织依照行政隶属关系，对违法失职的国家公务员或者所属人员所实施的惩戒措施，包括警告、记过、记大过、降级、撤职及开除。卫生行政部门应根据医疗事故等级、医方的责任程度等做出对医疗机构或医务人员予以行政处分的决定。

2. 行政处罚

是由国家授权的特定行政机构实施的强制性措施，较之行政处分要严厉。行政处罚分为警告、罚款、拘留、停止营业或吊销营业执照。行政处罚一般只适用于个体开业医生，而医疗机构的医务人员适用前述行政处分。行政处罚具有以下几个特征：

（1）行政处罚是一种具体行政行为。这种行为使得相对人处于不利的法律地位，如影响相对人的声誉等。

（2）行政处罚的主体是行政机关及其法律、法规授权的组织，具体到医疗事故中，处罚主体为卫生行政部门。

（3）行政处罚的对象是实施了违反行政法规规范行为的相对人，可以是公民、法人

或其他组织。具体到医疗事故中，是指医疗机构及其医务人员。

值得注意的是，行政处罚虽然通常仅限于医疗事故中的责任医务人员，但如果患者或其家属在纠纷中违反了《治安管理处罚法》的有关规定，如严重扰乱医疗工作正常秩序、侵犯医疗机构财产或医务人员的人身权利、民主权利和工作权利时，也可能受到处罚。

四、医疗事故行政处理程序

1. 对重大医疗过失行为进行调查

（1）县（市）区卫生行政部门接到辖区内医疗机构关于重大医疗过失行为的报告后，除责令医疗机构采取必要的医疗救治措施，防止损害后果扩大外，应立即组织专人进行调查。

（2）参加调查人员应包括卫生行政管理人员和有关医学专家。

（3）对事件进行认真的调查研究，查证核实后，提出调查处理意见。对于事实清楚、因果关系明确的重大医疗过失行为，卫生行政部门可以判定为医疗事故。对于因医学科学的技术性、专业性和复杂性无法判定是否属于医疗事故或需要明确重大医疗过失行为与患者人身损害之间是否存在因果关系、损害程度的，应当交由市医学会组织首次医疗事故技术鉴定。

2. 对医疗机构报告的医疗事故进行审核并逐级报告

（1）医疗事故发生后应向其所在地县（市）区卫生行政部门报告，报告时限可以在医疗事故发生后及时报告，也可以按年度报告。出现下列情形之一的重大医疗过失行为时，医疗机构应当在过失行为发生后的 12 小时内向所在地县（市）区卫生行政部门报告：①医疗过失行为导致患者死亡或可能为二级以上医疗事故的；②医疗过失行为导致 3 人以上（含 3 人）患者人身损害后果的；③卫生部或本省卫生行政部门规定的其他情形。

（2）医疗机构向卫生行政部门报告的内容包括：报告单位、报告时间，事故发生时间、地点、经过、后果（死亡、残疾、器官损伤、功能障碍及其他人身损害后果等），医患双方当事人的情况，死亡患者是否尸检、尸检结果，初步处理意见等。

第三节　刑事责任的追究

《医疗事故处理条例》第六章有关罚则中的第五十五条、第五十九条规定了医疗机构的医务人员和患者的刑事责任，第五十三条、第五十七条规定了卫生行政机关工作人员、医疗事故技术监督人员的刑事责任。《刑法》第三百三十五条规定："医务人员由于严重不负责任，造成就诊人死亡或者严重损害就诊人身体健康的，处 3 年以下有期徒刑或者拘役。"根据该条规定，医疗事故刑事责任的主体是医务人员。医疗事故罪，是指医务人员由于严重不负责任，造成就诊人死亡或者严重损害就诊人身体健康的行为。医疗事故犯罪从行为人的动机看是一种过失犯罪，由于医务人员的严重不负责任，侵犯患者的生命健康权而引起。追究刑事责任时，主要看其事故的危害程度。这是对医疗事故罪量刑的首要原则。事故的危害程度主要从以下 3 个方面考虑：①医务人员不负责任的程度；②事故行为的情节；③患者死亡或损伤的实际后果。正如前述，许多医疗事故时常是责任因素与技术因素混杂，个人责任与单位（科室、医院）责任兼有，直接责任与间接责任难分，以及患者出现严重不良医疗后果的复杂因素等情况，使得它不同于一般犯罪而较难认定。正是由于医疗事故犯罪的以上特点，因此，除了认定上应特别慎重外，在量刑处理上一般应遵循较普通公民犯罪从轻的原则。医疗事故犯罪通常由检察机关受理，经侦查证据确实后直接向人民法院起诉。对犯有医疗事故罪的人，除追究其刑事责任外，也可以同时追究民事责任。

一、医疗事故罪的特征

1. 侵犯的客体是国家正常的医疗秩序，即国家对医疗工作进行管理活动的正常状态和公民的生命健康权。

2. 客观方面表现为严重不负责任，造成就诊人员死亡或严重损害就诊人身体健康。严重不负责任，是指医务人员在诊疗护理过程中，违反规章制度与诊疗护理常规，不履行或不正确履行诊疗护理职责，粗心大意，马虎草率。其行为既可以是作为，也可以是不作为。

3．犯罪主体必须是医务人员，即直接从事诊疗护理事务的人员，包括国家集体医疗单位的医生、护士、药剂人员，以及经主管部门批准开业的个体行医人员。

4．主观方面是过失。

二、医疗事故罪的构成要件

1. 医疗事故罪的客体要件

医疗事故罪侵犯的客体是医疗单位的工作秩序，以及公民的生命健康权利。犯罪对象是生命健康安全正遭受病魔侵害的患者。所以，倘若救治措施不能客观上起到控制病情发展的作用，则必然由于病情发展而引起人体健康的更大损害直至导致伤残、功能障碍甚至死亡结果。

2. 医疗事故罪的客观要件

医疗事故罪在客观方面表现为严重不负责任，造成就诊人死亡或者严重损害就诊人身体健康的行为。具体而言，包括以下几个方面：

（1）医务人员在诊疗护理工作中有严重不负责任的行为。严重不负责任，是指在诊疗护理工作中违反规章制度和诊疗护理常规。根据国务院《医疗事故处理条例》的规定，医疗事故按事故发生的原因分为责任事故和技术事故。医疗技术事故，不构成犯罪。这里的规章制度，是指与保障就诊人的生命、健康安全有关的诊疗护理方面的规章制度，包括诊断、处方、麻醉、手术、输血、护理、化验、消毒、医嘱、查房等各个环节的规程、规则、守则、制度、职责要求等。医疗事故案件中常见的违反规章制度的情况有错用药物、错治患者、错报输血、错报病情、擅离职守、交接班草率、当班失职等。诊疗护理常规，是指长期以来在诊疗护理实践中被公认的行之有效的操作习惯与惯例。各项诊疗操作和护理，均有一定的操作规程要求，这些规程是为了保障操作稳准，避免失误而制定的，在诊疗操作和护理工作中必须遵照执行，否则就有可能导致医疗事故的发生。

（2）因严重不负责任行为导致患者身体健康严重损害或死亡的结果。危害结果的大小是衡量违法行为社会危害性的大小和区分罪与非罪的客观标准，构成医疗事故罪在客观上必须要求发生了患者重伤或死亡的结果。

（3）严重不负责任行为与患者重伤、死亡之间必须存在刑法上的因果关系。医疗伤亡结果之形成不同于一般加害事件之处在于，后者是加害行为本身直接引起人体机体损伤，而前者则多是由于医疗措施未能有效阻止病情发展而导致病情恶化引起伤残或死亡，或者是医疗措施对人体侵害直接引起患者伤亡，或者由于医疗措施客观上加重了病情，促使患者伤亡。可见，医疗伤亡结果的出现既同原患疾病有关，又同医疗行为有关。违章医疗行为对病情的实际作用可以是 4 种，即有效、无效、反效、直接破坏人体。据此，可以把医疗伤亡形成机制分为 4 种：①违章医疗行为虽然对阻止病情有效，但是效用不足而最终因病情发展引起患者伤残或死亡，如抢救农药中毒患者时使用的解毒剂数量不足致使患者死亡；②违章医疗行为对病情没起到任何作用而由于病情发展引起伤残、死亡，这包括医方违章不作为和无效作为两种情形；③违章医疗行为同治疗需要背道而驰，从而加剧病情引起患者伤亡，如用反药等；④违章医疗行为本身直接破坏人体而直接引起伤亡或同原患伤病相互叠加共同导致患者伤亡，如手术时操作粗心误伤大血管等。这 4 种情形中，违章医疗行为均与患者伤亡结果之间存在因果关系。依社会一般观念观察，上述后两种情形中违章医疗行为与患者伤亡间的联系容易为人们注意，而在上述前两种情形中，由于医疗措施客观上起到一定治疗作用或者至少没有起反作用，因而违章医疗行为与患者伤亡间的关系易被忽视。这是特别值得引起注意的。医疗伤亡结果的出现大多数同违章医疗行为有关，又与病情本身有关，那么，应如何认定违章医疗行为对伤亡结果的原因力大小？这应看医疗行为的违章程度即违法性程度如何。只有医疗行为严重违反医疗规章制度，才能由行为人对患者伤亡结果承担刑事责任，这是基于对医务工作特殊性及危险性的照顾而得出的结论。

3. 医疗事故罪的主体要件

医疗事故罪主体为特殊主体，是达到刑事责任年龄并具有刑事责任能力的实施了违章医疗行为的医务人员。医务人员是指具有一定医学知识和医疗技能，取得行医资格，直接从事医疗护理工作的人员，包括医院医务人员及经批准的个体行医者。由于医务工作有极强的专业性、技术性和导致人身伤亡的危险性，所以国家卫生行政管理机关向来十分重视对行医者任职资格的考核，事实上只有具备一定的医疗知识和技能，才能尽可能避免行医的特殊危险性，从而达到救死扶伤的目的。目前社会上存在的一些既无医疗技能又未取得行医许可证的非法行医者，不属于医疗事故罪的主体。

4. 医疗事故罪的主观要件

医疗事故罪在主观方面表现为过失，即行为人主观上对患者伤亡存在重大业务过失。在这里，医疗事故罪要求行为人主观上存在重大过失而不是一般过失，即从主观上过失程度之轻重来说，行为人主观上存在严重过失。临床医疗活动本身有导致人身伤亡的危险性，医务人员稍有不慎即会发生不幸后果，如果把一般过失行为确定为犯罪，于情理上有失公平、于法律上则有失于严苛。因此，医疗事故罪主观方面是指存在业务过失而不是普通过失。医务人员依照法律承担救死扶伤的职责，有义务对自己的医疗业务行为负责，即对患者的生命健康安全负责，而医务人员的业务能力实际是指其业务技术水平。医疗事故罪的主观方面是过失。所谓过失，是指应当预见自己的行为可能发生危害社会的结果，因为疏忽大意没有预见，或者已经预见而轻信能够避免，以致发生这种结果的心理态度。根据我国《刑法》的规定，过失分为疏忽大意的过失和过于自信的过失。

（1）医疗事故罪疏忽大意的过失：是指医务人员应当预见到自己违反规章制度或诊疗护理常规的行为，可能造成就诊人死亡或严重损害就诊人身体健康的后果，但由于疏忽大意而没有预见，以致这种结果发生的心理态度。

（2）医疗事故罪过于自信的过失：是指医务人员已经预见到自己违反规章制度或诊疗护理常规的行为，可能发生就诊人死亡或严重损害就诊人身体健康的后果，但轻信能够避免，以致这种结果发生的心理状态。

三、医疗责任事故罪的认定

医疗责任事故罪作为医务人员的一种主要职务犯罪，《刑法》对之有着严格的界定。在实际认定中要注意以下几个方面：

1. 应当正确划清医疗事故罪与医疗技术事故的界限

所谓医疗技术事故，是指医务人员在诊疗护理工作中，由于业务技术水平所限发生的医疗技术错误，造成患者组织器官损伤致功能障碍、残疾或死亡的后果。它与医疗责任事故的不同之处在于，前者医务人员在诊疗活动中尽了自己力所能及的职责，主观上没有过错，不构成犯罪；后者则违反了法律法规、规章制度和诊疗操作常规等，主观上有过错，构成犯罪。医疗事故包括医疗技术事故，而医疗事故罪不包含医疗技术事故，要特别注意将医疗事故罪与医疗事故相区别，以防止处罚范围扩大化。

2. 应当正确区分医疗责任事故罪与患者或其亲属造成的事故

有些情况下，患者的死亡或者其他严重后果，并非医务人员的行为所致，而是由于患者或者其家属不配合治疗或者擅自采用其他药物治疗等造成的。对此，不能认定为医疗责任事故罪。

医疗纠纷或医疗事故中患方的犯罪主要有两方面：①扰乱社会秩序罪，指患方以医疗事故为由，寻衅滋事，故意扰乱医疗机构的正常医疗秩序或医疗事故技术鉴定工作。根据情节轻重，可依照《刑法》扰乱社会秩序罪的规定，追究主要肇事人的刑事责任或给予治安管理处罚。②故意伤害罪，较少见，但确有发生。只有患方故意的伤害行为确实造成了有关人员（医务人员或医疗机构管理人员）轻伤程度以上的实际身体伤害时才构成此罪。

3. 应当正确区分医疗责任事故罪与医疗意外事故的界限

这里所说的医疗意外事故，是指由于医务人员不能预见或者不可抗拒的原因而导致患者死亡或者严重损害患者身体健康的事故。在这种情况下，由于医务人员主观上没有过失，故不能认定本罪。

4. 应当正确区分医疗责任事故罪与一般医疗事故

这里所说的一般医疗事故，是指医务人员虽然有不负责任的行为，也造成了一定的危害结果，但没有造成《刑法》所规定的致人死亡或严重损害人身健康的情况。一般医疗事故因为不符合医疗责任事故罪的结果要件，故不构成犯罪。此外，虽然医务人员严重不负责任，事实上也发生了《刑法》所规定的严重结果，但如果医务人员严重不负责任的行为与结果之间没有因果关系，也不能认定医务人员的行为构成医疗责任事故罪。

下篇

误诊医疗纠纷典型案例

案例一　胸痛误作胆囊炎
动脉夹层担次责

导读：

患者因上腹部疼痛到医院就诊，诊断为胆结石伴急性胆囊炎、急性胰腺炎。入院第3日突发呼吸心搏骤停死亡。后经尸检确定该患者为主动脉夹层动脉瘤破裂，致急性心包压塞而死亡。医院最终被判在该医疗损害案件中承担次要责任，赔偿16万余元。

主动脉夹层（Aortic Dissection，AD）是心血管系统疾病中的危重急症，年发病率（5～30）/100万，其中男性占2/3，75%的AD发病年龄在40～70岁，平均发病年龄65岁。AD典型的临床表现为突发胸部撕裂样疼痛，一般不容易误诊。但AD表现复杂，无特异性，对于症状不典型者，误诊率极高。对急诊患者，若怀疑AD，应及时行D二聚体检测，如D二聚体＞1905 μg/L，应进行主动脉全程CT血管造影（CTA）明确诊断。临床上常用Stanford分型，按AD是否累及升主动脉分为A、B两种类型。A型：夹层累及升主动脉；B型：夹层累及左锁骨下动脉开口以远的降主动脉。A型较B型起病急，病情变化快，病情凶险，如未接受正规治疗病死率很高。根据发病时间，将2周以内的AD定义为急性主动脉夹层（Acuteaortic Dissection，AAD），而发病时间＞2周的定义为慢性主动脉夹层。有研究表明，AAD患者在发病前24 h，每增加1 h，死亡风险增长1%～2%，发病第1天病死率约20%，第2天约30%，1周内的病死率约74%，1年内死亡风险约93%。有研究表明，心包积液或心包压塞作为AD的并发症，是重要的死亡预测因素。

诊断中最重要的因素是接诊医师的高度怀疑，急诊科医生和心血管病医生尤其要有此意识，对一些胸痛或腹痛患者，一定要考虑本病。对出现以下情况者应及早考虑本病：①突发性胸背部撕裂性剧痛，尤其是伴有高血压者，含服硝酸甘油无效，镇痛剂不能缓解，心电图检查无急性心肌梗死表现，无肺栓塞征象；②疼痛伴休克样表现，而血压反而升高、正常或稍低；③不明原因的腹痛、腰痛，伴有腹部向外搏动性包块者；④上述疼痛伴有昏厥、呕血或便血者；⑤上述疼痛伴有心脏、胸、背、腹部血管杂音，股动脉搏动或血压不对称等情况，应高度怀疑主动脉夹层分离发生。

AD 在治疗上包括内科药物治疗、介入治疗和外科手术治疗。在临床上一旦考虑 AD，应严格监测血流动力学指标，嘱患者绝对卧床，减少不必要的搬动，同时应尽快将收缩压降至 100 ~ 120 mmHg，心率降至 60 ~ 80 次 / 分。在内科药物治疗的同时，应尽早行导管介入或外科手术治疗。其中 Stanford A 型一般首选外科手术治疗，主动脉置换术为其主要术式。Stanford B 型夹层以内科保守治疗和主动脉覆膜支架腔内隔绝术为主。早期诊断与及时合理的治疗是降低 AD 病死率的关键。

一、诊疗经过

患者某某，女，1968 年出生，主因"上腹部疼痛 3 小时，为持续性钝痛向腰背部放射，伴咳嗽、咳褐色黏液痰，胸闷、无胸痛，无呼吸困难，无发热寒战，否认高血压、心脏病病史，两系三代无家族病史"。

查体：体温 37 ℃，脉搏 60 次 / 分。律齐，各瓣膜听诊区未闻及杂音，无心包摩擦音，腹软，剑突下及右上腹压痛，以剑突下为著，无反跳痛及肌肉紧张，肝脾未触及，肝区叩击痛（+）。于急诊查心电图正常，腹部彩超示胆囊结石。CT 提示：右肺上叶后段、右肺中叶内侧段炎症改变；右侧陈旧性肋骨骨折。血常规示白细胞 12.4×10^9/L，中性粒细胞 82.1%，心肌酶正常。血糖、肝肾功能及淀粉酶正常。2015 年 12 月 22 日经急诊入某人民医院治疗。入院后腹部 CT 考虑胆结石，给予抗炎、止痛等对症治疗。于 2015 年 12 月 24 日 18：32 突发呼吸心搏骤停，经抢救无效死亡。经尸检诊断死亡原因为主动脉夹层破裂，急性心包压塞。同时诊断有间质性肺炎、胆结石。

二、争议要点

患方认为：

2015 年 12 月 22 日，患者因上腹部疼痛到被告医院就医治疗。被告诊断为：①胆结石伴急性胆囊炎；②急性胰腺炎；③肺炎。被告仅对胆囊炎进行了治疗，未对患者病情进行进一步检查确诊。2015 年 12 月 24 日 18 时 32 分，患者突发呼吸心搏骤停，经抢救无效去世。至患者死亡时被告也未对其病情确诊。后经尸检，确定患者为主动脉夹层动脉瘤破裂，致急性心包压塞而死亡。被告严重不负责任，未对患者病情进行全面检查、确诊、治疗，导致动脉瘤破裂而死亡，被告存在过错，故应承担赔偿责任。

患者家属向法院提出诉讼请求：①判令被告赔偿原告医疗费 5236.88 元、住院伙食补助费 200 元、营养费 200 元、护理费 968.28 元、误工费 484.13 元、交通费 300 元、被扶养人生活费 87 780 元、死亡赔偿金 401 520 元、丧葬费 31 590 元、精神损害赔偿金 100 000 元，共计 628 279.29 元，按照 50% 主张为 314 139.65 元；②鉴定费 3500 元、尸检费 3500 元、诉讼费 1906 元由被告承担。

医方认为：

同意承担 10% 的合理经济损失。患者的病症属于疑难杂症，诊断也比较困难，临床也无明显表现，且患者是夜间来的，到去世不足两天，被告对患者采取了积极的治疗措施，诊断也是正确的。关于赔偿范围和标准：医疗费、住院伙食补助费、护理费、营养费、误工费、交通费是治疗原发病的费用，应由原告自己承担；精神损害赔偿金过高，被扶养人生活费计算标准和方法不对，应按本地标准计算；对死亡赔偿金、丧葬费无异议。

三、鉴定结果

2015 年 12 月 26 日，患者尸体经某医院病理科病理解剖，出具尸体病理解剖报告书认为，患者因主动脉夹层动脉瘤破裂、急性心包压塞而死亡。原告支付尸检费 3500 元。

审理中，原告提出申请，对被告医院对患者的治疗行为是否存在诊疗过错，如存在过错与患者死亡后果是否存在因果关系及参与度进行鉴定。本院委托某市医学会进行了鉴定，该鉴定部门于 2018 年 3 月 28 日出具医疗损害意见书。认为：根据某人民法院提供的现有资料，专家组认真听取了医患双方的陈述及答辩，经现场调查及核查人民法院移送的相关资料后，分析意见如下：①患者，女，1968 年出生，主因"上腹部疼痛 3 小时，为持续性钝痛向腰背部放射，伴咳嗽、咳褐色黏液痰，胸闷、无胸痛，无呼吸困难，无发热寒战，否认高血压、心脏病病史，两系三代无家族病史"。查体：体温 37 ℃，脉搏 60 次 / 分。律齐，各瓣膜听诊区未闻及杂音，无心包摩擦音，腹软，剑突下及右上腹压痛，以剑突下为著，无反跳痛及肌肉紧张，肝脾未触及，肝区叩击痛（＋）。于急诊查心电图正常，腹部彩超示胆囊结石。CT 提示：右肺上叶后段、右肺中叶内侧段炎症改变；右侧陈旧性肋骨骨折。血常规示白细胞 $12.4 \times 10^9/L$，中性粒细胞 82.1%，心肌酶正常。血糖、肝肾功能及淀粉酶正常。2015 年 12 月 22 日经急诊入某人民医院治疗。入院后腹部 CT 考虑胆结石，给予抗炎、止痛等对症治疗。于 2015 年 12 月 24 日 18：32 突发呼吸心搏骤停，经抢救无效死亡。经尸检诊断死亡原因为主动脉夹层破裂，急性心包压塞。同时诊断有间质性肺炎、胆结石。②根据病历材料及尸检报告显示，医方对患者胆结石、肺炎诊断成立。③患者主诉症状不典型，病历中无主动脉夹层高危因素的表述，患者虽有"上腹部疼痛并有胸背部疼痛"但没有持续剧烈胸痛的症状，客观检查未见明显的主动脉夹层证据，同时患者患有胆结石症及右侧上腹部疼痛，在短时间内做出主动脉夹层的鉴别诊断困难较大。根据尸检报告该患者主动脉夹层属 Stanford A 型，死亡率高。④患者病历记录确有胸背部疼痛的表述，住院过程中明显存在血压高的情况，应予以重视及请相关科室进行鉴别诊断。⑤病历中体温单显示为患者多次测量血压，且治疗单上有使用降压和止痛药物的记录，但病历记录不完整，存在不足。

结论：由于医方对患者病情未予足够重视，造成主动脉夹层的漏诊，与患者死亡有一定因果关系，其原因力为次要原因。

四、司法判决

本院认为，侵害他人身体造成人身损害的，应当赔偿医疗费、护理费、交通费等为治疗和康复支出的合理费用，以及因误工减少的费用；造成残疾的，应当赔偿残疾赔偿金；造成死亡的，还应当赔偿丧葬费和死亡赔偿金。患者在诊疗活动中受到损害，医疗机构及其医务人员有过错的，由医疗机构承担赔偿责任。本案受害人（患者）因上腹部疼痛到被告医院就诊，在治疗过程中，被告对其进行了各项检查诊断，确诊为胆囊结石伴急性胆囊炎、肺炎。但其死亡后经尸检确定死亡原因为主动脉夹层动脉瘤破裂、急性心包压塞造成。主动脉夹层动脉瘤是一种较为少见的致命性疾病，它的发生与多种疾病有关。大部分患者有高血压，高血压是主动脉夹层的一个重要发病因素。急起剧烈而持续且不能忍受的疼痛为本病突出而有特征性的症状。此事故经某市医学会鉴定认定，本案受害人虽有上腹部并伴有胸背部疼痛但没有持续剧烈胸痛的症状，加之客观检查未见明显的主动脉夹层证据，但受害人病历记录确有胸背部疼痛、住院期间血压增高等的情况，被告对受害人的病情未给予足够的重视，造成被告对主动脉夹层的漏诊，致使受害人因主动脉夹层动脉瘤破裂、急性心包压塞而死亡，其医疗行为与被告死亡有一定的因果关系。且原、被告双方对该鉴定意见书均无异议，本院予以认定。故此本院认为，被告的治疗行为存在过错，应根据其过错程度对因受害人（患者）死亡造成的经济损失承担赔偿责任。根据受害人无持续剧烈胸痛的症状，以及被告的客观检查未见明显主动脉夹层的证据等因素，本院酌情确定被告承担 30% 的过错责任。对原告请求的各项损失本院认定如下：

1. 死亡赔偿金，受害人（患者）生前系本市农村居民，死亡时不满 60 岁，死亡赔偿金按本市上年度农村居民人均可支配收入标准计算 20 年，原告请求 401 520 元，未超出规定数额，本院予以支持。

2. 丧葬费，按本市上年度职工工资计算 6 个月，原告请求 31 590 元，未超出规定数额，本院予以支持。

3. 被扶养人生活费，受害人（患者）生前的被扶养人为其母某某，于 1945 年 3 月 13 日出生，生育子女 3 人，故其扶养人确定为 3 人，扶养期限为 10 年；被扶养人生活费标准应按受害人身份及收入标准计算，受害人（患者）为本市农村居民，故应按本市上年度农村居民人均消费支出标准计算。对原告请求按北京市人均消费标准计算的主张，本院不予支持。故此该费用为 54 620 元（16 386 元 × 10 年 ÷3 人）。

4. 验尸费、鉴定费，原告提供了相关票据证实，故此本院予以支持，认定为 7000 元。

5. 精神损害赔偿金，因被告医疗行为过错造成原告亲属患者死亡，给原告造成严重精神损害，故此，本院酌情确定精神损害赔偿金为 50 000 元。

6. 对于原告请求的医疗费、住院伙食补助费、营养费、误工费、交通费等损失系受害人（患者）治疗胆囊结石伴急性胆囊炎、肺炎支出的费用，经鉴定认为被告对该病症的诊断成立，因被告对该病症的治疗，原告支出的费用与受害人死亡不存在因果关系，故此，原告的该请求依据不足，本院不予支持。

综上，原告的经济损失合计为 544 730 元，由被告赔偿 30% 计 163 419 元。

综上所述，依据《中华人民共和国侵权责任法》第六条第一款、第十六条、第十八条、第二十二条、第五十四条，《中华人民共和国民事诉讼法》第六十四条第一款、《最高人民法院关于适用〈中华人民共和国民事诉讼法〉的解释》第九十条之规定，判决如下：

被告某人民医院于判决生效后 15 日内赔偿原告经济损失款 163 419 元。

五、医学思考与相关法律知识

主动脉夹层作为一种严重的致死性疾病，是指主动脉内膜撕裂后，腔内的血液通过内膜破口进入动脉壁中层形成夹层血肿，并沿血管长轴方向扩展，形成动脉真、假腔病理改变的严重主动脉疾病。由于存在随时破裂的可能，死亡风险按小时计，即使在早期能及时诊断并合理治疗，但因潜在的并发症而致死亡的患者也很多。

临床上，主动脉夹层患者疼痛部位多发生在腹部、胸部、背部，其他症状还表现为头晕、头痛、双下肢乏力、喉咙不适感、下颌疼痛、突发精神状态改变、呼吸困难、吞咽困难、端坐呼吸、咯血等。发病后 24 小时内死亡的占 72.8%，临床误诊率为 86.8%。主动脉夹层临床表现复杂，症状涉及多系统，不具有特异性，加之起病急、病情凶险、进展快，故极易误诊、漏诊。

首诊医师常受惯性思维影响，当患者以上述症状来诊，首先会考虑胃炎、胰腺炎、心肌梗死、肾结石等常见病、多发病，从而误诊、漏诊。而且，多数主动脉夹层患者在就诊 24 小时内死亡，在就诊过程中留给医生诊断和鉴别的时间有限，所以往往未能及时明确诊断。另外，非心血管专科医师和基层临床医师对这个病的认识和经验缺乏，问诊、查体不够仔细，都会导致误诊、误治，延误抢救时机。

确诊主动脉夹层需要依靠主动脉造影、CT 增强扫描、磁共振成像（MRI）和超声心动图检查，很多基层医院缺乏相关的设备仪器，对疾病的确诊存在难度。

主动脉夹层患者起病急，进展迅速，家属往往难以接受家庭成员突然死亡、情绪激动。由于患者家属大多数不具备医学知识，对疾病的发生、发展及预后不能理解，加上对医方的不信任心理，很容易将死亡责任完全推向医方。而且，死者多是年龄 30 ~ 50 岁的青壮年男性，是家庭经济来源的主力，其死亡对家庭经济冲击大，对医务人员进行责难或讨说法，甚至医闹的事件时有发生。

其实，主动脉夹层本就是一种死亡率极高的疾病，接诊医生有没有履行诊疗义务，可以从以下 4 方面考虑：

1．症状不典型，在 24 小时内未能确诊的患者，由于就诊时间短，病情发展迅速，临床医师进行诊治的时间极其有限，可以认为医方无责或减责。

2．就诊并留院、住院 3 天仍未能检查出主动脉夹层的，可以认定医方有一定责任。因为在住院期间，医方有足够的时间对疾病进行诊断及鉴别诊断，误诊、漏诊是由于对主动脉夹层疾病的认识不足所导致。如果超过 7 天仍未能确诊，更表示医方认识和临床经验缺乏，未能进一步完善检查、综合分析病情，延误了患者的治疗。

3．患者症状极不典型，如仅表现为牙痛、咽喉不适、双下肢乏力等，医方可以减责或免责。

4．基层医院医师在疑难危重症方面的专业性稍差，同时基层医院也缺乏相关的诊疗辅助检查，在患者生命体征不稳定，自己又没有足够救治能力的情况下，及时转上级医疗机构，就应免责或减责。

在医疗纠纷处理的法律实践中，都是在损害后果发生后，再去查找缺陷和不足之处，多数情况下，要求整个诊疗经过 100% 没有瑕疵或过错是很难达到的。因此，临床医生在实践中首先应该考虑的是保证避免损害后果的发生，履行诊疗义务的目标也是如此，如果最终确定无法免责，那履行相关诊疗义务至少也是减责的必要条件。

案例二　超声产检太马虎
先天畸形未发现

导读：

产检超声提示一切正常，2个月后婴儿出生发现先天性心脏病（法洛四联症）、先天性脊柱侧弯畸形、先天性孤肾。司法鉴定认为被鉴定人潘某胎儿时（母体宫内）医方在B超检查时未检出左肾缺如，存在过错；医方在B超检查时未检出先天性心脏畸形（法洛四联症）、先天性脊柱侧弯畸形，不存在过错。法院认为，潘某的残疾状态是先天性的，而不是某市妇幼保健院的医疗过错行为导致的。换言之，某市妇幼保健院的医疗过错行为并未导致潘某遭受损害。但某市妇幼保健院的医疗过错行为侵害的是作为生育主体的李某对母婴保健的知情选择权、给李某造成情感压力和精神痛苦，应该予以赔偿，此案经过漫长的一审、二审、再审、最高检抗诉过程，最终维持一审判决。本案例中，患儿多发畸形，虽然并非医生的过错行为导致，但医生的漏诊行为一定程度上决定了患儿家属是否终止妊娠的选择。即使患儿家属最终获得了一些经济补偿，但患儿本身面临的病痛折磨，以及家庭面临的沉重经济负担和精神痛苦将要长期存在。

胎儿先天畸形的发生原因很多，包括遗传因素、环境因素、食物、药物、病毒感染、母儿血型不合等。超声检查已成为胎儿先天畸形筛查的主要方法，可多次动态观察不同时期胎儿的发育情况，筛查不同时期的先天胎儿畸形。常规超声检查对胎儿先天畸形的筛查非常重要，是筛查胎儿先天畸形的首选。

作为妊娠期中最为重要的检查项目，在妊娠7～8周时超声检查有助于判断是否为宫内妊娠，如果此阶段并未出现阴道流血、腹痛等异常情况，建议第1次超声检查的时间安排在妊娠11～13^{+6}周，在确定准确的孕龄同时测定胎儿颈部透明层厚度（NT）。妊娠18～24周时进行第2次超声检查，此时胎儿各器官的结构和羊水量最适合系统超声检查，全面筛查胎儿有无解剖学畸形，系统地检查胎儿头颅、颜面部、脊柱、心脏、腹部脏器、四肢、脐动脉等结构。妊娠中期染色体异常的超声软指标包括胎儿颈部透明层厚度、胎儿鼻骨缺失或者发育不良、肱骨股骨短小、肠管强回声、心脏结构异常、三尖瓣反流、心室内强回声光点、肾盂扩张、脉络膜囊肿等，通过以上检查可以提高胎儿非整倍体异常的检出率。妊娠 30 ~ 32 周进行第 3 次超声检查，目的是了解观察胎儿生长发育状况，胎盘位置及胎先露等。妊娠 38 ~ 40 周进行第 4 次超声检查，目的是确定胎盘的位置及成熟度、羊水情况、估计胎儿大小。正常情况下，孕期按上述 4 个阶段做 4 ~ 5 次 B 超检查已足够，但孕期出现腹痛、阴道流血、胎动频繁或减少、胎儿发育异常及胎位不清等，则需根据情况酌情增加检查次数。

一、诊疗经过

2006 年上半年，李某因怀孕多次到某市妇幼保健院进行检查。2006 年 5 月 20 日，李某到某市妇幼保健院进行彩色超声诊断检查，彩色超声诊断报告单超声描述：胎儿脊柱尚连续；胎儿心脏：心胸比例未见明显异常，心轴未见明显异常，四腔心结构显示，左右房室基本对称，左右心室流出道显示，心律规律；胎儿腹部内脏：肝脏、胃泡、双肾、膀胱可见，双侧肾盂无扩张。超声提示：宫内妊娠、LOT、活胎、建议复查。2006 年 7 月，潘某出生，经某省儿童医院诊断为先天性心脏病（法洛四联症）、先天性脊柱侧弯畸形、先天性孤肾。之后，李某以某市妇幼保健院医疗服务存在严重过错为由要求某市妇幼保健院赔偿未果，遂诉至法院。

二、争议要点

李某因怀孕于 2006 年上半年多次到某市妇幼保健院进行检查，由于某市妇幼保健院医生工作粗心大意、不负责任，检查完全流于形式，胎儿多个器官发育缺陷无一被发现，使李某丧失了选择优生优育的权利，不仅造成婴儿终身痛苦，还给李某家庭带来沉重的精神和经济负担，故请求：①判令某市妇幼保健院承担产前检查漏诊、误诊责任，支付患儿畸形矫治手术费 180 000 元，并赔偿精神损失费 20 000 元；②由某市妇幼保健院承担本案全部诉讼费用。李某于 2009 年 8 月 16 日增加诉讼请求，要求某市妇幼保健院支付残疾赔偿金 182 820 元（18 282 元 ×20 年 ×50%）。

三、鉴定意见

李某就某市妇幼保健院医疗检查行为是否存在医疗过错申请鉴定。一审法院依法委托湘雅二医院司法鉴定中心进行鉴定，鉴定意见：被鉴定人潘某胎儿时（母体宫内）医方在 B 超检查时未检出左肾缺如，存在过错；医方在 B 超检查时未检出先天性心脏畸形（法洛四联症），先天性脊柱侧弯畸形，不存在过错。之后，李某向一审法院申请对潘某的伤残程度、后期医疗费用进行评估鉴定。一审法院依法委托湘雅二医院司法鉴定中心进行鉴定，鉴定结论：被鉴定人潘某患有先天性心脏病（法洛四联症）、先天性脊柱侧弯畸形、先天性孤肾，评定为六级病残。后期医疗费用评估如下：法洛四联症手术费用约需 5 万元；先天性脊柱侧弯畸形手术费用约需 5 万元。

四、司法判决

一审：某市某区人民法院一审认为，本案系医疗损害赔偿纠纷。李某以其"优生优育选择权"受到侵害为由提起侵权之诉，本案审理的法律关系应为医疗损害赔偿法律关系，原审亦在该法律关系项下对本案进行审理。本案的主要争议焦点为，某市妇幼保健院的医疗行为，主要是产前检查行为是否存在过错，给李某造成损害后果。对此，湘雅二医院司法鉴定中心做出的（2009）临鉴字第 762 号司法医学鉴定意见书是李某申请，经法院同意并依法委托所作。该司法鉴定书的鉴定程序合法，鉴定机构及鉴定人员具有合法司法鉴定资格，予以采信。根据该司法医学鉴定意见书，被鉴定人潘某胎儿时（母体宫内），某市妇幼保健院在 B 超检查时未检出左肾缺如，存在过错。潘某的残疾状态是先天性的，而不是某市妇幼保健院的医疗过错行为导致的。换言之，某市妇幼保健院的医疗过错行为并未导致潘某遭受损害。因此，潘某并非违约或侵权损害赔偿法律关系的适格主体，不是本案适格的原审原告。某市妇幼保健院的医疗过错行为直接导致了该院未能及时探察和发现胎儿肾脏的发育状况并将该情况及时告知李某、提出终止妊娠的医学意见，进而导致李某亦未能及时进行适时、理性的决定和选择，最终导致李某不得不接受残疾婴儿的出生。因此，某市妇幼保健院的医疗过错行为侵害的是作为生育主体的李某对母婴保健的知情选择权、给李某造成情感压力和精神痛苦，某市妇幼保健院对此应通过支付精神损害抚慰金的方式对李某进行利益填补和精神抚慰。至于精神损害抚慰金的数额，结合某市妇幼保健院医疗行为的过错程度和李某所承载的精神伤害程度，考虑本市的经济发展水平，酌情认定 20 000 元。同时，李某因婴儿的出生不得不承担其比一般正常婴儿多出的费用，包括财务与劳力之付出。对此，某市妇幼保健院亦应根据其过错程度承担相应的民事赔偿责任。因某市妇幼保健院的过错在于未发现胎儿的左肾缺失，对于胎儿的先天性心脏畸形（法洛四联症）和先天性脊柱侧弯畸形，产前检查未予发现并不存在过错。因此，某市妇幼保健院仅就李某因潘某的左肾缺如而可能增加的额外抚养费用进行经济补偿，该费用仅限于潘某因残疾相对于一个非残障的正常人而言需要付出的额外生存成本，对此可参照人身损害赔偿中残疾赔偿金的标准进行计算，为 138 212 元（13 821.20 × 20 年 × 50%）。对于潘某因先天性心脏畸形（法洛四联症）和先天性脊柱侧弯畸形所需的手术费，李某要求某市妇幼保健院赔偿，缺乏事实依据，不予支持。某市妇幼保健院对司法鉴定书中关于认定其提供的医疗服务存有过错的结论提出异议，但其未能就此提交合法有效的证据加以证实，不予采信。某市妇幼保健院要求进行医疗事故技术鉴定，根据《医疗事故处理条例》，所谓医疗事故，是指医疗机构及其医务人员在医疗活动中，违反医疗卫生管理法律、行政法规、部门规章和诊疗护理规范、常规，过失造成患者人身损害事故。本案某市妇幼保健院的医疗过错行为并未直接导致患者的人身损害，不属于医疗事故范围。确切地说，本案应属于医院违反产前诊断义务而导致的侵权责任，是因其他医疗行为引起的损害赔偿纠纷，某市妇幼保健院以医疗事故抗辩的理由不能成立，不予采纳。依照《中华人民共和国民法通则》第一百零六条，《中华人民共和国母婴保健法》第十七条、第十八条和《中华人民共和国母婴保健法实施办法》第四条及《最高人民法院关于审理人身损害赔偿案件适用法律若干问题的解释》第十八条，《最高人民法院关于确定民事侵权精神损害赔偿责任若干问题的解释》第九条第三项、第十条之规定，判决：①某市妇幼保健院应于本判决生效后 3 日内赔偿李某经济损失 135 212 元；②某市妇幼保健院应于本判决生效后 3 日内赔偿李某精神损害抚慰金 20 000 元；③驳回李某的其他诉讼请求。一审案件受理费 800 元，鉴定费 2300 元，由某市妇幼保健院负担。

李某和某市妇幼保健院均不服一审判决，向湖南省某市中级人民法院提出上诉。李某在上诉时，请求增加精神损害赔偿金 30 000 元。

二审：某市中级人民法院于 2013 年 9 月 22 日做出（2010）长中民一终字第 0941 号民事判决。该院二审查明的事实与原审法院查明的事实一致。该院二审认为，本案系医疗服务过程中产生的医疗侵权纠纷，李某以某市妇幼保健院存在医疗过错为由要求损害赔偿，法院根据李某的申请，委托湘雅二医院司法鉴定中心对某市妇幼保健院是否存在医疗过错进行司法鉴定，符合法律规定。某市妇幼保健院申请进行医疗事故鉴定，根据《医疗事故处理条例》的相关规定，医疗事故，是指医疗机构及其医务人员在医疗活动中，违反医疗卫生管理法律、行政法规、部门规章和诊疗护理规范、常规，过失造成患者人身损害的事故。本案不属于医疗事故的范围，原审予以驳回，处理正确。湘雅二医院司法鉴定中心做出的（2009）临鉴字第 762 号司法医学鉴定意见书，鉴定主体具备相应资质，鉴定程序合法，鉴定结论真实客观，应予以采信。某市妇幼保健院虽以鉴定结论明显依据不足抗辩并申请重新鉴定，但并未提出合法有效的相反证据，其抗辩不能成立，不予支持。湘雅二医院司法鉴定中心做出的（2009）临鉴字第 762 号司法医学鉴定意见书显示，被鉴定人潘某胎儿时（母体宫内），某市妇幼保健院在 B 超检查时未检出左肾缺失，存在过错。该过错直接导致了李某对胎儿真实情况的知悉，进而直接影响了李某对是否继续生育这一决定的判断，最终导致其不得不接受残疾婴儿出生的结果。这是对李某知情权的侵害，某市妇幼保健院应对由此给李某造成的损害，承担过错程度相当的赔偿责任。李某上诉主张，由于某市妇幼保健院侵犯了其优生优育选择权，对潘某所患先天性心脏病和脊柱侧弯的医疗费和手术费用均应承担全部赔偿责任。该院认为，个体生命应受到同等尊重，不能因为身患残疾而低估生命价值。潘某的残疾系先天造成，其残疾状况与某市妇幼保健院的诊疗行为并无关联性，某市妇幼保健院的医疗过错行为与潘某的先天性心脏病和脊柱侧弯情况缺乏法律上的直接因果关系。因此，李某要求赔偿潘某所患先天性心脏病和脊柱侧弯的医疗费用和手术费用，缺乏法律依据，不予支持。考虑到抚养残疾儿童需花费更多的精力和生存成本，原审参照人身损害赔偿中残疾赔偿金的标准，计算因潘某左肾缺如而可能增加的额外抚养费用进行经济补偿，处理较为合理，应予支持。李某在二审提出增加精神损害抚慰金的赔偿请求，超出了其一审诉讼请求的范围，不予支持。综上，李某和某市妇幼保健院的上诉理由均不能成立。原审认定事实清楚，适用法律正确，应予以维持。依据《中华人民共和国民事诉讼法》第一百七十条第一款第（一）项之规定，判决：驳回上诉，维持原判。二审案件受理费 800 元，由李某负担 400 元，某市妇幼保健院负担 400 元。

再审：李某和某市妇幼保健院均不服二审判决，向湖南省高级人民法院申请再审。

湖南省高级人民法院于 2014 年 3 月 28 日做出（2013）湘高法民申字第 102 号民事裁定，提审本案，并于 2014 年 7 月 2 日做出（2014）湘高法民再终字第 115 号民事判决。该院再审查明的事实与原审查明的事实一致。该院再审认为，本案是因某市妇幼保健院产前检查存在过错导致李某出生缺陷婴儿而引发的纠纷。李某怀孕后为确定胎儿是否发育正常以便生育健康的婴儿而到某市妇幼保健院做产前检查和彩色超声检查。某市妇幼保健院作为专业的妇幼保健医院，在履行彩色超声检查的合同义务时，未尽到合理的注意义务，对胎儿的多器官缺陷均未检出，导致李某基于某市妇幼保健院医疗专业水平的信赖，生下具有先天性缺陷的患儿。李某所受的损失与某市妇幼保健院在履行医疗专业检查中存在瑕疵具有一定的因果关系。原审根据某市妇幼保健院存在的过错，做出了某市妇幼保健院对李某的胎儿多器官缺陷均未检出，而导致李某生下先天性多器官缺陷婴儿承担一定的赔偿责任是正确的。某市妇幼保健院是否应当赔偿李某所生婴儿先天性心脏病、先天性脊柱侧弯畸形的治疗费用是本案双方争议的焦点问题。湘雅二医院司法鉴定中心做出的（2009）临鉴字第 762 号司法医学鉴定意见书显示，被鉴定人潘某胎儿时（母体宫内），某市妇幼保健院在 B 超检查时未检出左肾缺如，存在过错。对李某的胎儿存在先天性心脏病、先天性脊柱侧弯畸形的情况彩色超声检查无法检查出来，因此，李某的胎儿身患残疾系先天造成，其残疾状况与某市妇幼保健院的诊疗行为并无关联性，某市妇幼保健院的医疗过错行为与李某所生的婴儿潘某先天性心脏病和脊柱侧弯畸形缺乏法律上的直接因果关系。因此，李某要求赔偿潘某所患先天性心脏病、脊柱侧弯的医疗费用和手术费用，缺乏法律依据，不予支持。湘雅二医院司法鉴定中心做出的（2009）临鉴字第 762 号司法医学鉴定意见书，鉴定主体具备相应资质，鉴定程序合法，鉴定结论真实客观，应予以采信。某市妇幼保健院以鉴定结论明显依据不足并申请重新鉴定，但未提交相应的证据予以证明，故某市妇幼保健院申请重新鉴定的理由不能成立，该院不予支持。综上，李某和某市妇幼保健院申请再审理由均不能成立，该院不予支持。原二审认定事实清楚，处理适当，应予维持。依据《中华人民共和国民事诉讼法》第二百零七条、第一百七十条第一款第一项之规定，判决如下：维持某市中级人民法院（2010）长中民一终字第 0941 号民事判决。

最高法：李某不服再审判决，向检察机关申请监督。最高人民检察院抗诉认为，某省高级人民法院（2014）× 高法民再终字第 115 号判决认定的"某市妇幼保健院未能检出潘某患先天性心脏病、脊柱侧弯，与李某因而产生的医疗费用和手术费用之间不存在因果关系"这一基本事实缺乏证据证明，适用法律确有错误，符合《中华人民共和国民事诉讼法》第二百条第二项、第六项规定的情形。理由如下：①再审判决认为某市妇幼保健院未能检出潘某患先天性心脏病和脊柱侧弯畸形，与李某因此可能增加的额外抚养费用之间"缺乏法律上的直接因果关系"，因而不支持李某相应赔偿要求，适用法律确有错误。法律关于因果关系的认定并无"法律上因果关系"或"直接因果关系"的要求，更无"法律上的直接因果关系"的要求。再审判决认定"某市妇幼保健院未能检出潘某的左肾缺如与李某因此可能增加的额外抚养费用之间有因果关系"与"某市妇幼保健院未能检出潘某患先天性心脏病和脊柱侧弯畸形的医疗过错行为，与李某因此可能增加的额外抚养费用之间是否有因果关系"这两个因果关系时分别适用不同的标准是错误的。②再审判决认为某市妇幼保健院未能检出潘某患先天性心脏病、脊柱侧弯，与李某因而产生的医疗费用和手术费用之间不存在因果关系，这一基本事实缺乏证据证明。本案中，左肾缺如和先天性心脏病、脊柱侧弯这几种病，始终同存于潘某一人之身，无法分开。鉴于左肾缺如是非常严重的疾病，足以影响孕妇做出是否继续妊娠的决定，如果某市妇幼保健院当时检出胎儿左肾缺如，李某就可以及时选择终止妊娠，从而不但避免因残疾婴儿左肾缺如而带来的精神痛苦和各项经济支出，还可以避免因残疾婴儿所患先天性心脏病、脊柱侧弯而带来的精神痛苦和各项经济支出。

申诉人李某的意见与检察机关抗诉意见一致。其在再审申请书还提出：一是某省高级人民法院再审判决不按照合同法规定处理，维持某省某市中级人民法院医疗侵权纠纷判决明显错误；二是某省高级人民法院再审判决对本案所涉因果关系认定错误，请求撤销某省高级人民法院（2014）×高法民再终字第115号民事判决，依法改判，责令赔偿包括婴儿残疾赔偿金、医疗手术费等全部损失。

被申诉人某市妇幼保健院答辩称：①抗诉认定的事实和适用法律错误；②本案的赔偿已经全部履行完毕，不应当进行再审。

本院再审中，双方当事人对原审认定的事实除了"2006年上半年，李某因怀孕多次到某市妇幼保健院进行检查"之外，均无异议，本院予以确认。对前述争议事实，现查明为：2006年3月3日，李某到某市妇幼保健院进行荧光定量PCR检验。2006年5月20日，李某到某市妇幼保健院进行彩色超声诊断检查。

综合双方诉辩意见，归纳本案争议焦点为：①本案的案由是医疗损害赔偿纠纷还是医疗服务合同纠纷；②因潘某患先天性心脏病和脊柱侧弯畸形所导致李某可能增加的额外治疗费是否属于本案赔偿范围。

1. 关于本案的案由问题

本院认为，本案系因医疗机构的过错造成李某无法了解胎儿存在的先天性缺陷，进而丧失据此选择终止妊娠的机会。根据我国人口与计划生育法、母婴保健法相关规定，李某享有生育选择权，包括依法终止妊娠避免缺陷胎儿出生的决定权，生育选择权应属于侵权责任法所保护的民事权利。对于本案所涉缺陷出生损害赔偿的请求权基础，现行法律并无明确规定，依据《中华人民共和国侵权责任法》及《中华人民共和国合同法》相关规定，该请求权应属于违约请求权和侵权请求权的竞合。再依据民事诉讼恒定原则，当事人李某在一审起诉时可以选择确定，选定后一般不予改变。经查，李某于 2007 年 12 月 20 日提起诉讼，其起诉理由系以其"优生优育选择权"受到侵害为由，其诉讼请求包括了请求某市妇幼保健院赔偿精神损害抚慰金 20 000 元。在案件审理过程中，依据李某的申请，一审法院委托湘雅二医院司法鉴定中心对某市妇幼保健院是否存在医疗过错进行司法鉴定。因此，从申诉人李某的前述诉讼行为足以认定其系以医疗服务过程中产生的医疗侵权纠纷为由提起诉讼，原审也在该法律关系项下对本案进行审理，且对申诉人李某合法权益的保护并无不公，故原审确定本案案由为医疗损害赔偿纠纷并无不当。

2. 关于因潘某患先天性心脏和脊柱侧弯畸形所导致李某可能增加的额外治疗费是否属于本案赔偿范围的问题

本案中，因对潘某所患先天性心脏和脊柱侧弯畸形所需额外照料、营养等生活费用，原审参照人身损害赔偿中残疾赔偿金的标准，并依据鉴定结论"被鉴定人潘某患有先天性心脏病（法洛四联症）、先天性脊柱侧弯畸形、先天性孤肾，评定为六级病残"，所确认总额 138 212 元（138 212=13 821.20×20 年 ×50%）中已经考虑并予以支持，故本案主要涉及额外抚养费中的治疗费用应否支持。依据"某市妇幼保健院对 B 超检查时未检出先天性心脏畸形、先天性脊柱侧弯畸形，不存在过错"的鉴定结论，申诉人所提"某市妇幼保健院未能发现胎儿左肾缺失，与李某因此可能增加的额外抚养费用之间有因果关系。依据同一判断标准，其未能检出潘某患先天性心脏病和脊柱侧弯畸形的医疗过错行为，与李某因此可能增加的额外抚养费用之间应当同样存在因果关系"，因缺乏"未能检出潘某患先天性心脏病和脊柱侧弯畸形的医疗过错行为"的事实依据，本院不予采纳。

本案需要分析的是，某市妇幼保健院在产前检查中未能发现胎儿左肾缺如，该过错行为与潘某因患先天性心脏病和脊柱侧弯畸形所需额外治疗费用之间是否存在因果关系。对此，本院认为，依据社会一般人的判断标准，发现胎儿严重畸形，孕妇将会选择终止妊娠，但对于本案所涉胎儿存在左肾缺如与孕妇做出终止妊娠的决定之间并无必然性。卫生部印发的《超声产前诊断技术规范》也说明左肾缺如不属于超声产前诊断应诊断的严重畸形。孕妇是否终止妊娠受很多因素影响，即使医疗机构告知胎儿存在左肾缺如的缺陷，孕妇也未必就终止妊娠。其次，某市妇幼保健院的过错在于未发现胎儿的左肾缺如，对于胎儿的先天性心脏和脊柱侧弯畸形，其产前检查未予发现并不存在过错。因此，对于因潘某患先天性心脏和脊柱侧弯畸形，所导致李某可能增加额外治疗费的损害后果，某市妇幼保健院在产前检查过程中应属不能预见。再次，2006年5月20日李某进行彩色超声诊断检查时，某市妇幼保健院通过签署知情同意书的方式已对超声检查存在局限性进行了告知，且诊断报告单亦载明"超声提示：建议复查"，故李某对前述损害后果亦存在一定的过失。综上所述，某市妇幼保健院在产前检查中未能发现胎儿左肾缺如的过错行为与潘某因患先天性心脏病和脊柱侧弯畸形所致，李某可能增加的额外治疗费用之间虽然存在客观上的因果联系，但不具备《中华人民共和国侵权责任法》上所规定的医疗损害责任纠纷中诊疗行为与损害后果之间的因果关系。申诉人所提"鉴于左肾缺如是非常严重的疾病，足以影响孕妇做出是否继续妊娠的决定，如果某市妇幼保健院当时检出胎儿左肾缺如，李某就可以及时选择终止妊娠，从而可以避免因残疾婴儿所患先天性心脏病、脊柱侧弯而带来的精神痛苦和各项经济支出"的理由，因缺乏法律依据和事实依据，本院不予采纳。

综上所述，原判决认定事实基本清楚，适用法律正确，应予维持。申诉人李某的再审诉讼请求不能成立，本院不予支持。依照《中华人民共和国民事诉讼法》第二百零七条第一款、第一百七十条第一款第一项之规定，判决如下：维持某省高级人民法院（2014）×高法民再终字第115号民事判决。

本判决为终审判决。

五、医学思考与相关法律知识

孕妇的产检涉及产前检查、产前筛查与产前诊断。产前检查是每一位孕妇都要进行的常规孕期检查，其目的是及时发现母亲和胎儿的异常，并进行相应的处理。产前筛查是指通过临床咨询、医学影像、生化免疫等技术项目对胎儿进行先天性缺陷和遗传性疾病筛查，其目的是筛选出高风险的胎儿和母亲。产前诊断是指通过遗传咨询、医学影像、细胞遗传和分子遗传等技术项目对胎儿进行先天性缺陷和遗传性疾病诊断，目的是对高风险的胎儿进行进一步的确诊检查。

目前通过超声检查发现胎儿结构异常是发现胎儿畸形的重要方法，产前超声检查是应用超声的物理特性，对胎儿及其附属物进行影像学检查，是了解胚胎、胎儿主要解剖结构的大体形态最常用、无创、可重复的方法。超声检查的应用，有利于进一步提高出生人口的质量。然而，由于超声技术的局限性，产前超声检查不能发现所有的畸形，也不能对胎儿以后的发育做出预测，所以超声诊断不能等同于临床诊断。

根据《产前超声检查指南》，孕中晚期的检查主要分为 4 级，包括：

1. 一般产前超声检查（Ⅰ级），主要进行胎儿主要生长参数的检查，不进行胎儿解剖结构的检查，不进行胎儿畸形的筛查。若检查医师发现胎儿异常，超声报告需做出具体说明，并转诊或建议系统产前超声检查（Ⅲ级）。

2. 常规产前超声检查（Ⅱ级），按原卫生部《产前诊断技术管理办法》（卫基妇发〔2002〕307 号）规定，初步筛查六大类畸形：无脑儿、严重脑膨出、严重开放性脊柱裂、严重胸腹壁缺损伴内脏外翻、单腔心、致死性软骨发育不良。

涉及心脏、腹部、脊柱检查内容为：①胎儿心脏：显示并观察四腔心切面，怀疑胎儿心脏畸形者应建议进行系统产前超声检查（Ⅲ级）或胎儿超声心动图检查（Ⅳ级）；②胎儿脊柱：通过脊柱矢状切面观察脊柱，必要时可加做脊柱冠状切面及横切面扫查。③胎儿腹部：观察腹壁、肝、胃、双肾、膀胱、脐带腹壁。

3. 系统产前超声检查（Ⅲ级），适合所有孕妇，尤其适合有以下适应证的孕妇。一般产前超声检查（Ⅰ级）或常规产前超声检查（Ⅱ级）发现或疑诊胎儿畸形、有胎儿畸形高危因素者。虽然系统产前超声检查（Ⅲ级）对胎儿解剖结构进行系统筛查，胎儿主要解剖结构通过上述各切面得以观察与显示，但期望所有胎儿畸形都能通过系统产前超声检查检出是不现实也是不可能的。

4. 针对性产前超声检查（Ⅳ级），针对胎儿、孕妇特殊问题进行特定目的的检查，如胎儿超声心动图检查、胎儿神经系统检查、胎儿肢体检查、胎儿颜面部检查等。

本案例中，司法鉴定机构认为被鉴定人潘某胎儿时（母体宫内）医方在 B 超检查时未检出左肾缺如，存在过错；医方在 B 超检查时未检出先天性心脏畸形（法洛四联症）、先天性脊柱侧弯畸形，不存在过错，该鉴定结论与《产前超声检查指南》相符。

医生的漏诊行为虽然不是患儿先天畸形疾病本身的原因，但却侵害了患儿家属知情选择权，给患儿家属带来了痛苦，也应承担相应的法律责任。因此，作为一名超声医生，要有良好的医德医风，检查认真、仔细；要有扎实的医学基础知识和临床知识；要掌握胎儿不同时期发育情况及胎儿先天畸形筛查的最佳孕期；要掌握胎儿不同时期超声检查的重点，要有熟练的操作手法；要掌握仪器的操作规程，熟习对仪器的调节，以达到最佳的检查效果，避免出现纰漏，发生误诊漏诊。这对于医生而言，可以避免一起纠纷；对于患方而言，可能挽救了一个家庭。

案例三　腹胀发热当肠病
死因竟是心肌炎

导读：

患者高某因"腹胀、发热2天"于2015年8月16日凌晨0时在被告某医院急诊就诊，诊断为"腹胀待查"。后48小时内一直以急性胃肠炎、肠梗阻等消化系统疾病诊治，18日2时，因"考虑患者发热及肝功能异常原因不明确"，遂报病重。6时5分，患者突然病情加重，后经抢救无效死亡。死亡诊断：①全身多脏器衰竭；②感染性休克；③脓毒血症；④不全性肠梗阻；⑤轻度脂肪肝；⑥尿路感染。

司法鉴定机构认为该患者符合暴发性病毒性心肌炎，死亡机制为：暴发性病毒性心肌炎合并急性心力衰竭、Ⅰ型呼吸衰竭，迅速发展为多脏器功能衰竭而呼吸、心脏骤停死亡。不支持"严重脓毒症，脓毒性休克致多器官功能障碍死亡"的临床死亡诊断。经过专家质证，法院认为患者从发病到死亡发展迅速，死亡后未进行尸检，患者的死亡原因仅能根据事后的病历资料由专业机构进行推断，与真正的死亡原因可能存在差异，且北京华夏物证鉴定中心也明确患者本次发病临床表现不典型，病情发展异常迅速，使鉴别诊断困难，易于误诊误治，疾病自身因素是死亡后果的重要成因。在此种情况下，认定被告按照45%的过错参与度向原告赔偿相应的损失，共计25万余元。二审维持原判。

爆发性心肌炎通常是由于病毒感染导致的：一是病毒直接作用心肌，导致心肌炎；二是免疫反应，人感染病毒后在自身免疫的过程中，免疫系统对人体正常细胞进行攻击，造成对心肌的伤害。如果不及时治疗，就容易出现严重的心律失常或出现心力衰竭，甚至是心源性休克，如得不到及时抢救，死亡率可达70%～80%。爆发性心肌炎可在各年龄段发病，多发于孩子和年轻人，往往是上呼吸道感染导致的。一般在感冒后数天或2～3周后发生，症状有轻有重，但因为轻者症状不明显，所以容易出现漏诊。

一、就诊经过

患者以"腹胀、发热 2 天"于 2015 年 8 月 16 日凌晨 0 时在被告处急诊就诊，诊断为腹胀待查。同日 10 时 40 分再诊：诉"仍有发热、腹痛，夜间稀便 2 次，黏液状便。"查体：脐周压痛（+），肠鸣者 9 次／分。诊断：急性胃肠炎，予暂观。会诊诊断：腹痛原因待查。至 17 日，"仍发热、腹痛，5 次稀便"。便常规检验：棕黄色稀便，无白细胞、红细胞、脂肪球。于 2015 年 8 月 17 日 20 时以"肠梗阻"收入被告消化内科住院治疗。初步诊断："发热原因待查？肝功能异常原因？不全性肠梗阻；尿路感染"。18 日 2 时，因"考虑患者发热及肝功能异常原因不明确"，遂报病重。6 时 5 分，患者突然胸闷，气短明显加重，颜面、口唇、甲床发绀，即刻给予氧气。7 时患者突然出现呼之不应，心率下降至 50 ~ 60 次，血氧饱和度 70% ~ 80%，即刻请 ICU、呼吸内科及麻醉科会诊。ICU 诊断：不全性肠梗阻；急性呼吸窘迫综合征，Ⅰ型呼吸衰竭；脓毒血症；轻度脂肪肝；尿路感染。呼吸内科会诊诊断：急性呼吸窘迫综合征、Ⅰ型呼吸衰竭。经被告抢救至 18 日 10 时，患者仍无自主呼吸及自主心率，血压监测不到，瞳孔散大并固定，各种生理反射消失，心电图呈直线，宣告临床死亡。死亡记录中死亡原因为：全身多脏器衰竭。死亡诊断：①全身多脏器衰竭；②感染性休克；③脓毒血症；④不全性肠梗阻；⑤轻度脂肪肝；⑥尿路感染。

二、争议要点

原告认为患者生前主因胸闷、腹胀并排便不畅，于 2015 年 8 月 16 日凌晨前往某自治区人民医院某分院就诊。接诊后门诊行 B 超、血常规、X 胸片、尿常规等项检查，给予输液抗炎，对症治疗后让其回家。8 月 16 日 10 时 40 分，高某体温急剧升高，并胸闷、腹胀加重，再次就诊行相关检查。诊断：急性胃肠炎，大量给予补液，对症治疗。8 月 17 日 7 时 30 分左右，患者病情加重，告知主管医生，嘱继续补液，输液中病人胸闷加重并呼吸困难，家属要求住院治疗，于 8 月 17 日 21 时收入住消化内科。入院后查心电图显示心电图异常、心肌酶测定均严重异常，未能引起医务人员的高度重视和注意，亦未行会诊及诊断与鉴别诊断。根据心电图及心肌酶、血象检测，加之腹胀，应诊断为急性心梗，但被告仍以急性胃肠炎、不完全性肠梗阻对其治疗。至 18 日早 6 时 30 分，因病情加重，患者经抢救无效死亡。原告认为，患者死亡完全是被告的误诊、误治所致，死亡与被告的诊疗行为存在直接因果关系，被告应当承担民事侵权责任，故原告诉至法院。

被告某自治区人民医院辩称，首先，对患者高某的离世表示遗憾；其次，被告对原告的诊疗行为符合诊疗规范和指南；再次，患者在就诊时没有进行进一步诊疗，也应当承担相应的责任；最后，因患者去世没有进行尸检，对患者死因的认定有一定的影响。

三、医学鉴定

华夏物鉴中心［2016］医鉴字第 43 号《法医临床司法鉴定意见书》认为：被鉴定人死亡后未进行尸体检验，对准确判断其死亡原因存在一定的困难。患者所患疾病临床特点：青年男性，既往健康，无慢性病史；以腹胀、腹痛等消化道症状伴持续高热急性起病；病情进展迅速，从出现临床症状到死亡约为 100 个小时；临床实验室检查提示多脏器功能损害，血白细胞及中性粒细胞不升高；入院时"乏力症明显"，死亡前自觉胸闷气短症状加重，全身发绀明显，心率下降但血压一直在正常范围或偏高。综合上述特点，分析认为：疾病符合暴发性病毒性心肌炎。因病毒性心肌炎心肌收缩力降低，迅速发展为急性左心衰竭、Ⅰ型呼吸衰竭、肝肾衰竭，故认定高某所患疾病为暴发性病毒性心肌炎。死亡机制为：暴发性病毒性心肌炎合并急性心力衰竭、Ⅰ型呼吸衰竭，迅速发展为多脏器功能衰竭而呼吸、心脏骤停死亡。不支持"严重脓毒症，脓毒性休克致多器官功能障碍死亡"的临床死亡诊断。此次患病毒性心肌炎后，未能得到及时明确诊断与规范有效治疗，病情自然演变发展至急性心力衰竭后，在心衰、呼吸衰竭病情基础上，病情进一步自然演变发展为肝肾等多脏器功能衰竭，最终病情难以逆转不治死亡。故认为被告相关医师过失医疗行为与高某的死亡后果存在因果关系。暴发性病毒性心肌炎为自患疾病，该疾病的发生与医务人员的诊疗行为无关。该病即使得到及时正确诊断、规范有效治疗，在目前临床医学诊疗技术水平下，仍有一定的死亡率，其死亡后果难以完全避免，且本次发病临床表现不典型，病情发展异常迅速，使鉴别诊断困难，易于误诊误治，故疾病自身因素是死亡后果的重要成因。但考虑到病毒性心肌炎是感染性疾病，就诊时各重要脏器功能均为良好，被鉴定人既往体健，发病后早期即就诊于省级医疗机构，如能得到及时明确诊断、有效规范治疗，治愈生存的可能性也很大。故我们综合认为，某自治区人民医院相关医师过失医疗行为，在患者死亡后果成因中以评定为同等因素为宜。"

本院依法向原、被告送达上述鉴定意见书后，被告认为上述鉴定报告中推论患者为病毒性心肌炎诊断、输液加重心脏负荷，使病情加重、肾上腺素的使用无适应证不能成立，报告以此得出鉴定结论依据严重不足，结论与事实严重不符，故于 2016 年 5 月 20 日向本院提交申请鉴定人出庭的申请，被告为此支出鉴定人出庭费用 6000 元。本院依法通知北京华夏物证鉴定中心鉴定人于 2016 年 6 月 13 日出庭接受质询，该中心鉴定人员在出庭接受质询后，对被告提出的问题进行了如下回复：①关于暴发性病毒性心肌炎的诊断：暴发性病毒性心肌炎是心肌炎的分类之一，是一个规范的诊断病名。暴发性心肌炎是心肌炎中最为严重的一种，病情变化快，来势凶猛，常因恶性心律失常，急性心力衰竭和心源性休克导致死亡。病人早期往往有呼吸道和消化道病毒感染的症状，表现为发热、疲乏、咳嗽、呕吐、腹泻等，并短时间内出现严重的心脏病变，表现为突发意识丧失或抽搐、持续胸痛等。本例有感染发热史，白细胞分类不高，肌酸激酶等升高明显，迅速出现循环呼吸衰竭等表现，完全符合暴发性病毒性心肌炎。②关于脓毒血症，脓毒血症是指明确或可疑的感染引起的全身炎症反应综合征。临床诊断的特征性变化有：白细胞升高，> 12 000 个 /mm³；低血压；高血糖症，血糖 > 7.7 mmol/L 且无糖尿病史。本例没有白细胞升高、低血压和高血糖症，同时有脓毒血症、胃肠炎等疾病很难出现的心肌酶的升高，因此，可以排除脓毒血症、胃肠炎等疾病的诊断。

四、司法判决

本院认为：北京华夏物证鉴定中心做出（京）法源司鉴〔2014〕临鉴字第 1197 号《司法鉴定书》认为，患者死亡后未进行尸体检验，对准确判断其死亡原因存在一定的困难，根据患者的发病机制及特点，疾病符合暴发性病毒性心肌炎，不支持"严重脓毒症，脓毒性休克致多器官功能障碍死亡"的临床死亡诊断。故认为被告的医疗行为与患者的死亡后果存在因果关系，在患者死亡后果成因中以评定为同等因素为宜。

本案中，患者从发病到死亡发展迅速，死亡后未进行尸检，患者的死亡原因仅能根据事后的病历资料由专业机构进行推断，与真正的死亡原因可能存在差异，且北京华夏物证鉴定中心也明确患者本次发病临床表现不典型，病情发展异常迅速，使鉴别诊断困难，易于误诊误治，疾病自身因素是死亡后果的重要成因。在此种情况下，本院认定被告按照45%的过错参与度向原告赔偿相应的损失。

对于原告主张的医疗费2057.86元，被告按照45%的比例向原告赔偿医疗费926.04元（2057.86元×45%）。

对于原告主张的住院伙食补助费，因患者共计住院治疗1天，被告应当根据其过错程度向原告赔偿住院伙食补助费45元（100元×1天×45%）。

对于原告主张的交通费，被告应当按照45%的比例向原告赔偿交通费545.40元（1212元×45%）。

对于原告主张的司法鉴定费，被告应当按照45%的比例向原告赔偿司法鉴定费5400元（12 000元×45%）。

对于原告主张的死亡赔偿金，因患者死亡时42岁，系城镇户口，参照2015年度城镇居民人均可支配收入23 285元的标准计算，本院确认被告应当向原告赔偿死亡赔偿金209 565元（23 285元/年×20年×45%）。

对于原告主张的被扶养人生活费问题，该项主张应当属于死亡赔偿金的一部分。患者的被扶养人王某，患者死亡时其71岁，有两个子女，系城镇户口，按照宁夏回族自治区2015年城镇居民人均消费性支出为17 216元/年计算，被告应当赔偿被扶养人王某的生活费34 862.40元（17 216元/年×9年÷2×45%）。

对于原告主张的丧葬费，参照2015年度在岗职工年平均工资56 811元的标准计算，本院确认被告应当向原告赔偿丧葬费12 782.47元（56 811元×50%×45%）。

对于原告主张的精神损害抚慰金，因被告的医疗行为对原告产生一定的精神损害，根据本案的实际情况及患者疾病发展状况，本院酌情确定被告向原告赔偿精神损害抚慰金15 000元。

综上所述，被告按其过错程度应向原告赔偿各项损失共计280 258元，其中医疗费2057.86元、住院伙食补助费45元、交通费545.40元、司法鉴定费5400元、死亡赔偿金209 565元、被扶养人生活费34 862.40元、丧葬费12 782.47元，另向原告赔偿精神损害赔偿金15 000元，扣除被告已因《医患赔偿协议》预付的赔偿款30 000元，被告还应向原告赔偿250 258元。依照《中华人民共和国侵权责任法》第六条第一款、第十六条、第二十二条、第五十四条，《最高人民法院关于审理人身损害赔偿案件适用法律若干问题的解释》第十七条第一款及第三款、第十九条、第二十二条、第二十三条、第二十七条、第二十八条、第二十九条、第三十五条，《最高人民法院关于确定民事侵权精神损害赔偿责任若干问题的解释》第八条、第十条之规定，判决如下：

被告某自治区人民医院于本判决生效之日起 7 日内赔偿原告张某、高某、高某、王某医疗费、住院伙食补助费、交通费、司法鉴定费、死亡赔偿金、被扶养人生活费、丧葬费、精神损害赔偿金共计 250 258 元。

一审判决后，某自治区人民医院不服某自治区某市某区人民法院（2015）兴民初字第 6817 号民事判决，提起上诉，二审驳回上诉，维持原判。

五、医学与法律思考

心肌炎的临床表现差异很大，从轻度的胸痛、心悸、短暂心电图改变到威胁生命的心原性休克、恶性心律失常等。暴发性心肌炎是心肌炎最为严重的一种临床类型，以起病急骤，进展迅速为特点，很快出现严重心力衰竭、循环衰竭（低血压或心源性休克）及各种恶性心律失常，并可伴有呼吸衰竭和肝肾衰竭，通常需要使用血管活性药物、正性肌力药物来维持基本循环，或者需要机械循环和呼吸辅助治疗。暴发性心肌炎虽然主要见于年轻人，但各年龄段均可发病。本病冬春季发病较多，长期疲劳似易发病，无明显性别差异。病毒感染前驱症状，如发热、乏力、鼻塞、流涕、咽痛、咳嗽、腹泻等可为首发症状，个体表现差异较大，许多患者早期甚至仅有低热、明显乏力、不思饮食或伴有轻度腹泻，这些症状可持续 3～5 天或更长，多被患者忽视，也不是其就诊的主要原因，却是诊断心肌炎的重要线索，因此，详细询问病史至关重要。

本案中，患者主诉为腹痛、发热，入院后虽经多次评估，但一直以腹痛待查和肠梗阻诊治，直至患者死亡未考虑心肌炎可能。虽然该患者未经尸体解剖明确死因，但司法鉴定机构通过推断，推翻了院方对患者的死亡诊断，确定患者死因为暴发性心肌炎。医院在本案中因为诊断思维狭窄，考虑不全面，最终承担了同等责任，付出了严重的代价。

本案中值得一提的是，因为院方对司法鉴定意见存疑，提出专家质证，最终鉴定人员出庭接受质询，法院最终也对该鉴定意见予以认可。

专家辅助人制度最早见于 2002 年《最高人民法院关于民事诉讼证据的若干规定》第六十一条的规定："当事人可以向人民法院申请由一至二名具有专门知识的人员出庭就

案件的专门性问题进行说明。人民法院准许其申请的，有关费用由提出申请的当事人负担。"该条中"具有专门知识的人"即为专家辅助人，这也是我国法律中关于专家辅助人制度的首次创设。2013 年修订后的《中华人民共和国民事诉讼法》中正式确立了专家辅助人制度，但也仅是在第 79 条用一句话介绍了相关问题："当事人可以申请人民法院通知有专门知识的人出庭，就鉴定人做出的鉴定意见或者专业问题提出意见。"随后 2015 年《最高人民法院关于适用〈中华人民共和国民事诉讼法〉的解释》出台，进一步明确了专家辅助人的相关事宜，并且将专家辅助人在法庭上就专业问题提出的意见，定性视为当事人的陈述。

针对医疗损害责任纠纷，2017 年 12 月 14 日施行的《最高人民法院关于审理医疗损害责任纠纷案件适用法律若干问题的解释》，在《中华人民共和国民事诉讼法》及《最高人民法院关于适用〈中华人民共和国民事诉讼法〉的解释》有关规定的基础上，细化规定了专家辅助人制度，即"当事人申请通知一至二名具有医学专门知识的人出庭，对鉴定意见或者案件的其他专门性事实问题提出意见，人民法院准许的，应当通知具有医学专门知识的人出庭。前款规定的具有医学专门知识的人提出的意见，视为当事人的陈述，经质证可以作为认定案件事实的根据。"该条解释对于依法妥善解决医疗纠纷，具有十分重要的作用。

2019 年 12 月 25 日最高人民法院发布了《关于修改的决定》（以下简称《新证据规定》），对鉴定程序、鉴定意见的质证问题进行了细化，并在《最高人民法院新民事诉讼证据规定理解与适用》（以下简称《理解与适用》）一书中明确了鼓励、引导当事人聘请专家辅助人出庭的导向。

专家辅助人制度的落实，使得医患双方在医疗损害责任纠纷中对鉴定意见产生疑问时，都可以通过申请，向鉴定专家进行质询，可以更好地维护各自的合法权益。

附：相关法律条文

《最高人民法院关于民事诉讼证据的若干规定》

第六十一条　当事人可以向人民法院申请由一至二名具有专门知识的人员出庭就案件的专门性问题进行说明。人民法院准许其申请的，有关费用由提出申请的当事人负担。

审判人员和当事人可以对出庭的具有专门知识的人员进行询问。

经人民法院准许，可以由当事人各自申请的具有专门知识的人员就有关案件中的问题进行对质。

具有专门知识的人员可以对鉴定人进行询问。

《中华人民共和国民事诉讼法》

第七十九条　当事人可以申请人民法院通知有专门知识的人出庭，就鉴定人做出的鉴定意见或者专业问题提出意见。

《最高人民法院关于适用〈中华人民共和国民事诉讼法〉的解释》

第一百二十二条　当事人可以依照民事诉讼法第七十九条的规定，在举证期限届满前申请一至二名具有专门知识的人出庭，代表当事人对鉴定意见进行质证，或者对案件事实所涉及的专业问题提出意见。

具有专门知识的人在法庭上就专业问题提出的意见，视为当事人的陈述。

人民法院准许当事人申请的，相关费用由提出申请的当事人负担。

第一百二十三条　人民法院可以对出庭的具有专门知识的人进行询问。经法庭准许，当事人可以对出庭的具有专门知识的人进行询问，当事人各自申请的具有专门知识的人可以就案件中的有关问题进行对质。

具有专门知识的人不得参与专业问题之外的法庭审理活动。

《最高人民法院关于审理医疗损害责任纠纷案件适用法律若干问题的解释》

第十四条　当事人申请通知一至二名具有医学专门知识的人出庭，对鉴定意见或者案件的其他专门性事实问题提出意见，人民法院准许的，应当通知具有医学专门知识的人出庭。

前款规定的具有医学专门知识的人提出的意见，视为当事人的陈述，经质证可以作为认定案件事实的根据。

案例四　甲状腺结节当成癌
切除方知是炎症

导读：

患者因体检发现双侧甲状腺结节入院，初步诊断为"双侧甲状腺癌"。在未完善相关检查，缺乏明显诊断依据的情况下，行"双侧甲状腺腺叶＋峡部切除术＋旁腺移植术"手术。鉴定认为医院误诊误治，存在过错，过错与患者陈某的医疗损害有直接因果关系。诊疗过错在医疗损害后果中的参与度70%。患者伤残程度评定为七级伤残。最终法院判赔25万余元。

亚急性甲状腺炎（Subacute Thymiditis，SAT）最早于1904年 *De Quervain* 报道，又称肉芽肿性甲状腺炎、巨细胞性甲状腺炎、亚急性疼痛性甲状腺炎、De Quervain 甲状腺炎等。本病病因不明，一般认为与病毒感染及感染后变态反应有关。本病的诊断标准主要有：①甲状腺肿大、疼痛、质硬、触痛，常伴上呼吸道感染症状和体征（发热、乏力、食欲不振、颈部淋巴结肿大等）；②血沉加快；③甲状腺摄^{131}I率受抑制；④一过性甲亢，与摄碘率降低呈分离现象；⑤甲状腺抗体 TGAb 或 TPOAb 阴性或低滴度；⑥甲状腺细针穿刺或活检有多核巨细胞或肉芽肿改变。符合上述6条中的4条即可诊断。典型病例诊断并不困难，本病是一种自限性疾病，非甾体类抗炎药或糖皮质激素治疗有效，糖皮质激素可调节机体免疫功能紊乱，抑制细胞或体液免疫反应，抑制巨噬细胞浸润及肉芽组织形成。SAT 一般不需要手术治疗，只有与甲状腺其他病变（如甲状腺癌、结节性甲状腺肿）并存，或 SAT 急性期后形成慢性局灶病变，或诊断困难，病例需手术探查者才行手术治疗。但 SAT 临床表现复杂多样，首发症状不典型、就诊时不同病程时期呈不同表现，影像学表现多样化等，以及部分临床医师对本病认识不足均可导致误诊发生，甚至实施了不必要的手术治疗。

一、就诊经过

2015 年 9 月 28 日，患者陈某以"体检发现双侧甲状腺结节 10 天"为主诉入某医院住院治疗，初步诊断：①双侧甲状腺癌；②阑尾炎术后；③右侧腹股沟斜疝术后。2015 年 10 月 9 日，某医院对陈某行"双侧甲状腺腺叶＋峡部切除术＋旁腺移植术"。后陈某于 2015 年 10 月 12 日出院，出院诊断为：①亚急性甲状腺炎；②阑尾炎术后；③右侧腹股沟斜疝术后。

二、争议焦点

患方认为：院方在未能明确诊断的情况下，为患者行"双侧甲状腺腺叶＋峡部切除术＋旁腺移植术"，后确诊为亚急性甲状腺炎。导致患者遭受损害，要求院方赔偿各项费用共计 435 341.969 元。

院方认为：诊疗措施符合医学规范，且已尽到审慎注意的义务。某医院在患者入院后得出的初步诊断，只是基于现有临床证据的最初诊断，并不代表最终的诊断，是符合临床诊断常规的。

三、医学鉴定

某司法鉴定所于 2017 年 10 月 31 日做出"×司鉴所［2017］临鉴字第 85 号"《司法鉴定意见书》，认为医院对患者初步诊断明显缺乏诊断依据；术前癌胚抗原、降钙素、促甲状腺素等检查无助于甲状腺彩超诊断；患者 CT 检查提示甲状腺恶性结节后没有颈部超声检查；医院在没有复查甲状腺彩超前，就在 2015 年 9 月 29 日为患者拟定双侧甲状腺叶＋峡部切除（备中央区淋巴结清扫术），导致误诊误治；医院未按照诊疗规范进行甲状腺结节细针穿刺，在尚无把握确诊甲状腺癌的情况下进行手术。鉴定意见为：①医方对患者陈某的诊疗措施未尽到与当时医疗水平相应的诊疗义务，应属医疗过错。医方对患者陈某所患疾病的诊疗（诊断的治疗）是不正确的，属误诊误治。诊疗过错与患者陈某的医疗损害有直接因果关系。诊疗过错在医疗损害后果中的参与度 70%。②被鉴定人陈某伤残程度评定为七级伤残。

被告医院认为该司法鉴定所出具的鉴定意见书明显依据不足，违背临床医学诊疗标准且逻辑混乱。①案涉鉴定意见书认为该医院对患者初步诊断明显缺乏诊断依据，该认定并无依据；②案涉鉴定意见书认为某医院术前癌胚抗原、降钙素、促甲状腺素等检查无助于甲状腺彩超诊断，该认定明显缺乏甲状腺疾病临床诊疗的基本知识；③甲状腺彩超就是颈部超声检查，案涉鉴定意见书认为某医院在患者 CT 检查提示甲状腺恶性结节后没有颈部超声检查，该认定属明显的医疗常识错误；④案涉鉴定意见书认为某医院在没有复查甲状腺彩超前，就在 2015 年 9 月 29 日为患者拟定"双侧甲状腺叶 + 峡部切除（备中央区淋巴结清扫术）"，导致误诊误治，该认定明显忽略了某医院在术前已告知患者双侧甲状腺存在炎症或者良性病变的可能，并与患方进行了充分的沟通，且患者系在知晓的情况下同意进行手术；⑤案涉鉴定意见书认为某医院未按照诊疗规范进行甲状腺结节细针穿刺，在尚无把握确诊甲状腺癌的情况下进行手术，该认定明显有悖于医学知识。限于医学技术发展，现有技术尚无法做到有把握确诊甲状腺癌，鉴定人员以诊疗结果来倒推诊疗过程，明显不符合逻辑。且根据 2012 年甲状腺结节和分化型甲状腺癌诊治指南，对甲状腺结节的穿刺推荐意见也是考虑而非强制；⑥案涉鉴定意见书基于患者单方提供的资料认定患者构成七级伤残，是错误的。患者未遵医嘱服药，其擅自停药才导致 TSH 升高；⑦案涉鉴定意见书的医疗鉴定专家均系来自法医学，而非甲状腺相关临床专业高级技术人员，不符合医疗过错鉴定流程，应重新鉴定，由具备甲状腺专科临床医学专业高级技术职称的人员参与。

四、司法判决

一审法院认为，医疗行为是一项科学性、技术性、专业性均很强的活动，发生医疗纠纷后，对于医疗行为因技术上的原因造成病人损害的，如何判定医务人员有无过失及过失行为与损害后果间有无因果关系，都是较为困难和复杂的，这是由于医疗活动的特殊性决定了对医疗损害责任认定具有很强的行为性和专业性，而作为法官亦必须遵循医学专家的判断，对医疗纠纷案件做出处理，故本案中将所涉诊疗行为有无过失及因果关系等委托专业鉴定机构进行认定是必要的。

一审法院依法委托的某司法鉴定所系具有相应资质的鉴定机构，其所出具的鉴定意见书中对双方所争议问题已进行了分析，并接受了质询，其所出具的《鉴定意见书》符合民事诉讼证据规则的有关规定，某医院虽然对鉴定意见均有异议，但无相反证据足以推翻该鉴定意见，故一审法院依法采信某司法鉴定所做出的鉴定意见。

综上所述，患者在诊疗活动中受到损害，医疗机构及其医务人员有过错的，由医疗机构承担赔偿责任。本案中根据鉴定分析认定，某医院对陈某的诊疗措施未尽到与当时医疗水平相应的诊疗义务，应属医疗过错。某医院对陈某所患疾病的诊疗（诊断的治疗）是不正确的，属误诊误治；诊疗过错与陈某的医疗损害有直接因果关系；诊疗过错在医疗损害后果中的参与度 70%。故一审法院认定某医院应对陈某的各项损失承担 70% 的赔偿责任。针对陈某所主张共计 435 341.969 元的各项赔偿款是否合理，一审法院分析如下：①关于陈某主张医疗费 15 429.27 元。陈某为佐证医疗费支出情况提交了病历资料、出院小结、门诊费用清单及住院收费票据等证据，某医院对上述证据的真实性均无异议，予以采信，仅认定有收费票据佐证的住院期间医疗费 13 842.45 元，且其中有 4083.95 元系由统筹基金支付，应当予以扣除，即一审法院认定陈某住院期间医疗费损失为 9758.5 元。某医院对该费用承担 70% 的责任应为 6830.95 元。②陈某主张住院伙食补助费 700 元。陈某主张住院 14 天，参照当地国家机关一般工作人员出差伙食补助标准按每天 50 元计算已臻合理，故认定陈某的住院伙食补助费为 700 元。某医院对该费用承担 70% 的责任应为 490 元。③陈某主张住院期间护理费 1680 元。陈某住院治疗期间需人护理，现其主张住院 14 天，按照每日 120 元标准计算已臻合理，故认定陈某住院期间护理费为 1680 元。某医院对该费用承担 70% 的责任应为 1176 元。④陈某主张营养费 38 750 元。陈某主张营养费自入院之日起至评残之日止按照每日 50 元标准计算，无法律依据，不予采纳。病历中虽无加强营养的医嘱，但陈某因某医院的过错导致七级伤残，增加营养可以有助于其身心康复，故酌情支持陈某的营养费为 8000 元。某医院对该费用承担 70% 的责任应为 5600 元。⑤陈某主张误工费 3486.4 元。误工时间根据受害人接受治疗的医疗机构出具的证明确定；受害人有固定收入的，误工费按照实际减少的收入计算。本案中陈某提交的收入证明及工资账户银行流水，不能证明其存在收入实际减少的情况，故就误工费的主张不予支持。⑥陈某主张被扶养人生活费 140 292 元。陈某虽经鉴定机构鉴定构成七级伤残，但无证据表明其因此而丧失劳动能力，故就被扶养人生活费的主张不予支持。⑦陈某主张残疾赔偿金 312 008 元。经鉴定陈某构成七级伤残，现其主张残疾赔偿金 312 008 元（39 001 元／年 ×20 年 ×40%）符合法律规定，予以认可。该费用某医院按 70% 比例应承担 218 405.6 元。⑧陈某主张律师费 25 000 元，无法律依据，不予支持。⑨陈某主张的精神损害抚慰金 56 000 元。根据最高人民法院《关于确定民事侵权精神损害赔偿责任若干问题的解释》第八条、第十条规定，以及陈某的损害后果、某医院对过错的参与度，酌情认定某医院应赔偿陈某精神损害抚慰金 20 000 元。

综上，一审法院认定某医院按其过错参与比例依法所应承担赔偿金额为 252 502.55 元。依照《中华人民共和国侵权责任法》第六条第一款、第十六条、第五十四条，《中华人民共和国民事诉讼法》第六十四条第一款，《最高人民法院关于审理人身损害赔偿案件适用法律若干问题的解释》第十八条、第十九条第一款、第二十条、第二十一条、第二十三条第一款、第二十四条、第二十五条、第二十八条，《最高人民法院关于确定民事侵权精神损害赔偿责任若干问题的解释》第八条、第十条规定，判决：①某医院于判决生效之日起十日内赔偿陈某各项损失共计 252 502.55 元；②驳回陈某的其他诉讼请求。如果未按判决指定的期间履行给付金钱义务，应当按照《中华人民共和国民事诉讼法》第二百五十三条规定，加倍支付迟延履行期间的债务利息。案件受理费 7830 元，由陈某负担 2742 元，由某医院负担 5088 元；鉴定费 12 500 元，由陈某负担 3750 元，由某医院负担 8750 元。

一审结束后，被告不服判决上诉至二审法院。

二审法院认为，医疗损害责任认定具有很强的技术性和专业性，某司法鉴定所系具有相应资质的鉴定机构，其接受一审法院委托做出的鉴定意见书对委托鉴定事项进行了分析说明，鉴定人员亦出庭接受了质询，一审法院认定其具有证明力，并根据该鉴定结论，认定某医院的过错参与度为 70%，并无不当。某医院主张鉴定结论有误，但未能提供充分证据证明本案存在鉴定人员缺乏鉴定资质、鉴定程序严重违法或鉴定结论明显缺乏依据等情形，一审法院未采纳其重新鉴定申请，并无错误。驳回上诉，维持原判。

五、医学与法律思考

首先，亚急性甲状腺炎（Subacute Thymiditis，SAT）临床并不少见，表现典型时诊断并不困难，但因其表现有时不典型或医生对本病认识不足等，导致误诊时有发生，国内报道误诊率为 12% ~ 48%。SAT 肿大的甲状腺可呈结节性、质地硬，易与甲状腺肿瘤混淆，可以颈部无痛性肿大为主诉而症状不典型，或仅是超声或 CT 发现实质性占位。

因此，无痛性甲状腺肿大应与 SAT 鉴别，术前应尽可能行甲状腺细针穿刺、细胞学检查等明确诊断，减少误诊，避免过度治疗。

其次，由于对 SAT 认识不足，诊断思路局限。部分外科医生对 SAT 不甚了解，只关注专科疾病相关的表现，而忽略了其他具有鉴别诊断价值的重要信息。即使患者具有了典型 SAT 表现，但只重视专科局部体征，因甲状腺有质硬结节，超声示腺瘤或占位，忽视病程中曾有低热、甲状腺自发疼痛及触痛而诊断为甲状腺占位病变而施行手术。因此，应加深对 SAT 疾病的认识，重视疾病发生、发展的全过程。

此外，辅助检查意识不强，对结果缺乏全面认识。甲状腺功能检查被广泛应用于多种甲状腺疾病的诊治，部分患者未行甲状腺功能测定，或者行甲状腺功能测定，但未引起重视，如能进一步行甲状腺核素扫描，出现"分离现象"，则有助于明确诊断。血沉检查简便易行，如能结合甲状腺的肿大疼痛等症状、体征进行综合分析，对 SAT 的诊断更有意义。甲状腺细针穿刺细胞学检查的特异性仅次于病理学检查，有经验的穿刺和细胞学检查其准确性可达 95%，超声引导下对可疑区域的穿刺可进一步提高诊断的阳性率。

SAT 临床表现复杂多样，部分医生对其认识不足，辅助检查意识不强，结果分析有误等原因常常导致误诊。因此，要加强对该病的认识，重视其临床表现复杂多样的特点，避免以偏概全，同时应仔细询问病史、全面查体，杜绝任何可能造成误诊的人为因素，并应熟知各检查项目的优缺点以合理选择、综合判断，减少不必要的手术治疗。

甲状腺是人体最为重要的内分泌器官，对人体的生长发育、新陈代谢起着重要作用，被一些学术专家喻为"人体代谢发动机"。由于各种原因引起的甲状腺激素在体内的变化，都会对人体健康造成很大威胁。因此，本案中患者的损害后果高达七级伤残。临床医生尤其是外科医生在手术前一定要做好评估工作，为患者讲清楚各种替代方案。盲目手术，给患者带来的将是永久性的伤害。

案例五　肛周渗血未重视
血液疾病致死亡

导读：

多发性骨髓瘤（MM）是一种恶性浆细胞病，其肿瘤细胞起源于骨髓中的浆细胞，而浆细胞是 B 淋巴细胞发育到最终功能阶段的细胞。因此多发性骨髓瘤可以归到 B 淋巴细胞淋巴瘤的范围。目前 WHO 将其归为 B 细胞淋巴瘤的一种，称为浆细胞骨髓瘤 / 浆细胞瘤。其特征为骨髓浆细胞异常增生伴有单克隆免疫球蛋白或轻链（M 蛋白）过度生成，极少数患者可以是不产生 M 蛋白的未分泌型 MM。多发性骨髓瘤常伴有多发性溶骨性损害、高钙血症、贫血、肾脏损害。由于正常免疫球蛋白的生成受抑，因此，容易出现各种细菌性感染。以肛周脓肿为主要表现的病例少见，本案患者初次就诊诊断为肛周脓肿，治疗后未好转，后病情加重并确诊为多发性骨髓瘤。

本案历经 6 次诉讼，第一次判医院承担 60% 责任，应承担 473 246.27 元；第二次发回重审，维持原判；第三次双方再次上诉中院，中院判赔 591 557.84 元；第四次，院方上诉高院，发回一审法院重审；第五次原审法院判医院负担 10% 责任，应承担 73 874.37元；第六次中院判 30% 的赔偿责任，应承担 221 623.11 元。

一、就诊经过

2012 年 9 月 2 日，患者张某到被告医院处就诊，被诊断为肛周脓肿，被告医务人员为张某行脓肿切开引流术进行治疗，术前未对张某进行常规检查。手术后，患者出院，次日发现没有好转，再次来到被告处就诊，治疗至 2012 年 9 月 6 日。被告医院主张已将手术风险、检查事项及转院治疗告知患者，并记入门诊病志中；二原告陈述没有该病志，被告亦未提供相关证据证明。

2012年9月7日，张某被送至区医院治疗，诊断为肛周脓肿术后出血、中重度贫血。诊断过程发现术区持续性溢血，血色鲜红，压迫无效，建议到上级医院住院治疗，出院时发现创面仍有少量渗血。2012年9月8日，张某被送至某上级医院住院治疗，初步诊断为下消化道出血、贫血、肛周脓肿切开引流术后、肛周脓肿术后出血、急性白血病。住院后于急诊全麻下行肛周脓肿清创止血术，术后前两日病情平稳，无明显出血。术后3日内，肛周出血量多，存在活动性出血，伴失血性休克。后该上级医院分别于2012年9月14日、9月16日、9月26日为患者行肛探查止血术、局麻下经皮髂内动脉造影及栓塞止血术、局麻下腹腔动脉造影术。2012年10月16日的PET-CT检查报告显示：多发骨转移瘤。2012年10月22日，出院诊断为恶性肿瘤骨髓浸润、弥散性血管内凝血、下消化道出血、肛周脓肿切开引流术后、失血性休克。患者及家属在院方告知出院风险后自愿办理离院手续。2012年10月22日，患者再次回到区医院治疗，诊断为：肛周脓肿术后、肛周肿瘤Ⅳ期、多发骨转移瘤、骨髓转移瘤、血小板减少。2012年11月16日，患者出院状态差，鼻腔出血，周身见出血点。患者张某于2012年11月16日死亡，未作尸检。

二、争议焦点

患方：死者张某（系二原告的女儿）到被告处就诊，被告的医务人员未做相关化验及会诊即对张某进行了肛周脓肿切开引流术，主治医师未告知手术风险，手术过程严重违反了诊疗规范，医务人员配备不规范，对手术过程中突发情况轻率处置，以致术后流血不止，主治医师不同意患者住院，也未告知转院，张某在被告的门诊处治疗至2012年9月6日，转至××经济技术开发区中心医院（以下简称某区医院）救治，后又转至××大学附属××医院（以下简称某上级医院）救治，经专家会诊下达病危通知后，回到区医院做维持性治疗。2012年11月16日，张某病故。因被告在诊疗过程中存在严重过错，要求赔偿1 099 305元。

医方：①死者张某的死亡原因完全是由于自身所患恶性肿瘤，晚期出现多种并发症，实属必然死亡病例，即便是不做肛周脓肿切开引流，其死亡也是不可避免的，因此，其死亡与我院的医疗行为不构成任何因果关系。②死者张某因患肛周恶性肿瘤，局部继发感染而形成肛周脓肿，且已破溃。我院为其进行切开引流处置，完全符合肛周脓肿诊疗规范，属于积极的治疗措施，并非医疗损害行为。③死者后期大出血部位在直肠，并不在切开引流处，完全是因恶性肿瘤骨髓转移并发 DIC 和肿瘤局部侵蚀，致血管破裂所致，与我院的医疗行为毫无关联性。④张某在病后，先后经过了三家医疗机构进行诊治，而其余两家医院均以"肛周脓肿术后"作为第一诊断，肯定了我院肛周脓肿的诊断是完全正确的，因此我院根本不存在误诊误治。⑤张某从在我院行肛周脓肿切开引流之日到其死亡的时间已长达两个多月，最终在家中不治身亡。这是晚期癌症病人的最终归宿，属自然死亡。

2012 年 9 月 2 日，患者张某来我医院就诊，主诉肛门肿痛，被诊断为肛周脓肿，后医务人员为其做脓肿切开引流处置，处置后，又给予抗炎及止血等药物。主治医师建议其住院观察治疗，患者及家属不同意，并在《通用门（急）诊病历》上签字后，自行出院回家，至当晚 18 时，患者因肛周脓肿处渗血再次来到我医院处，经查为肛周脓肿引流处敷料被血浸透，出血量大约 100 mL 左右，给予缝扎止血，加压包扎，并建议患者住院。因患者不同意住院并在病历上签字，医务人员将其留在急诊观察室留观，继续给予抗炎止血治疗。第二天，患者肛周脓肿处已无明显渗血。至 9 月 6 日，期间进行多项检查及换药。9 月 6 日晚，患者大量便血，再次来我医院急诊，我医院因诊疗能力有限，建议其马上转诊至区医院治疗。上述经过在患者持有的《通用门（急）诊病历》均有详细记载。首先，患者并非"初次"就诊，在来我医院就诊十天前曾因肛门肿痛就诊于 ×× 经济技术开发区某私立医院，诊断为肛周脓肿，该院要为其手术，因患者及家属不同意而回家抗感染治疗。来我医院就诊时，经检查，患者肛门周围明显红肿，触痛明显，胸膝位 11 点处有一豆粒大破溃口，并有脓血溢出。据此，我医院做出"肛周脓肿"的诊断，无任何错误之处，上述经过在《通用门（急）诊病历》中均有详细记载。其次，我医院的医务人员并未如原告诉称"行引流切开术"，而只是做简单处置。按相关规定，做手术有严格的程序规定，且费用比简单处置高出很多。就本案来说，我医院做肛周脓肿手术费用为 680 元，如果确为手术，我医院不可能只收取患者 50 元处置费。因此，原告将我医院为患者所做的简单处置认定为手术，事实理解错误。再次，由于已经确定是肛周脓肿，且已破溃，如不给予处置，炎症会进一步扩散导致脓毒败血，危及生命，因此，我医院的医务人员为其进行处置，无任何错误之处。我医院履行了应尽的义务，无任何过错，患者系癌症死亡。院方已告知了注意事项，患者不予配合，后果应由患者负担。患者所患疾病为肛周癌，病历十分罕见，不易诊断，绝大多数临床医生缺乏此方面的经验。从某上级医院诊疗过程可以看出，某上级医院亦需要较长时间才能确诊，可见此病诊断难度之高。而患者至我医院就诊时，除肛周脓肿外，无其他病症，且患者拒不接受住院观察治疗建议。我医院并未贻误最佳治疗时机，是患者癌症已晚期，全身多发转移，回天乏术。原告诉称患者出血系我医院医务人员对患者行肛周脓肿切开引流术所致，没有事实依据。从某上级医院的病志可以看出，患者大出血的出血部位并不是肛周脓肿引流处，而是直肠和盆腔大量出血不止。综上所述，请求驳回原告的诉讼请求。

三、医学鉴定

经某市中级人民法院委托，北京华夏物证鉴定中心于 2013 年 8 月 2 日做出华夏物鉴中心［2013］医鉴字第 317 号鉴定意见书：被鉴定人张某初次就诊于被告处，被告没有给予必要的检查，即错误诊断为肛周脓肿并错误地行切开引流术，术后没有给予足够的重视，没有对错误手术造成的肛门出血予以有效的治疗，导致被鉴定人肛周手术处大出血，多次止血输血后病情无好转，最后不得不行腹腔动脉栓塞止血，被鉴定人此时已经出现贫血和 DIC，不能取材活检以明确诊断，无法得到有效的治疗，最终肿瘤多处转移，病情急剧恶化导致死亡。被告的诊疗行为存在明显过错，其过错与张某的死亡之间存在因果关系，医疗过错参与度以 75% 左右为宜（参与度系数值为 60% ～ 90%）。一审时，被告对该鉴定结论不服，申请重新鉴定，本院准予被告重新鉴定，原告不同意重新鉴定，并拒绝参加鉴定机构选择，后某市中级人民法院委托某大学法医司法鉴定中心进行鉴定，鉴定中心回复：本鉴定中心尚未开展上述鉴定业务，决定不予受理。

四、司法判决

一审：法院认为，患者在诊疗过程中受到损害，医疗机构及医务人员有过错的，由医疗机构承担赔偿责任。医务人员在诊疗活动中未尽到与当时的医疗水平相应的诊疗义务，造成患者损害的，由医疗机构承担赔偿责任。本案中，被告医务人员在对张某的诊疗过程中，未按医疗常规给予张某进行必要检查，在张某出现术后出血的情况下，未引起重视采取有效的救治措施，其诊疗行为延误了张某的救治时间及救治机会，应当认定被告对张某的诊疗行为存在过错，其过错与张某死亡之间存在因果关系。本案中张某在治疗末期出现肿瘤多处转移的情况，其死亡与自身所患疾病也有因果关系。鉴于张某已经入殓，无法进行尸检，参考已有的鉴定结论，综合全案证据情况，本院认为，医务人员在治疗活动中，应具备高度的注意义务，以避免患者遭受不应有的危险和损害，被告作为专业医疗机构，未按医疗常规给予张某进行必要检查，在张某出现术后出血的情况下，未引起重视采取有效的救治措施，致使张某多次止血输血后病情无好转，身体素质下降，病情急剧恶化，加速其死亡，相对于张某自身疾病，应负主要责任，本院酌定由被告承担60%的赔偿责任。赔偿原告各项损失473 246.27元。

一审法院再审：一审判决后，医患双方均提出上诉。某市中级人民法院于2015年4月21日做出（2015）×民一终字第139号民事裁定，撤销（2013）×民一初字第00127号民事判决，发回一审法院院重审。2015年9月25日，一审法院做出（2015）×民一初字第00546号民事判决，判决：①被告营口经济技术开发区惠民中医院于本判决生效后10日内赔偿原告张某、王某473 246.27元；②驳回原告的其他诉讼请求。判后，双方不服，提出上诉。

二审：二审法院认为，患者在诊疗过程中受到损害，医疗机构及医务人员有过错的，由医疗机构承担赔偿责任。医务人员在诊疗活动中未尽到与当时的医疗水平相应的诊疗义务，造成患者损害的，由医疗机构承担赔偿责任。本案中，上诉人营口经济技术开发区惠民中医院的医务人员在对张某的诊疗过程中，未按医疗常规给予张某进行必要检查，在张某出现术后出血的情况下，未引起重视采取有效的救治措施，其诊疗行为延误了张某的救治时间及救治机会，应当认定被告对张某的诊疗行为存在过错，其过错与张某死亡之间存在因果关系。本案中张某在治疗末期出现肿瘤多处转移的情况，其死亡与自身所患疾病也有因果关系。参考已有的鉴定结论，认定上诉人营口经济技术开发区惠民中医院过错参与程度以75%为宜，综合全案证据情况，医务人员在治疗活动中，应具备高度的注意义务，以避免患者遭受不应有的危险和损害，上诉人营口经济技术开发区惠民中医院作为专业医疗机构，未按医疗常规给予张某进行必要检查，在张某出现术后出血的情况下，未引起重视采取有效的救治措施，致使张某多次止血输血后病情无好转，身体素质下降，病情急剧恶化，加速其死亡，相对于张某自身疾病，应承担75%的赔偿责任。依据《中华人民共和国民事诉讼法》第一百七十条第一款第（二）项之规定，经本院审判委员会讨论决定，判决被告赔偿上诉人591 557.84元。本判决为终审判决。

再审裁定：二审判决后，某医院仍不服，向某省高级人民法院申请再审，省高级人民法院对本案进行提审并于 2018 年 1 月 9 日做出（2017）× 民一终字第 139 号民事裁定民再 623 号民事裁定，认为本案的争议焦点为某医院的诊疗行为与二被申请人的女儿张某死亡结果是否存在因果关系，以及某医院的诊疗行为对张某死亡结果的过错参与度比例。二审法院在第一次发回重审时做出的（2015）× 民一终字第 139 号民事裁定中曾明确指出北京华夏物证鉴定中心做出的华夏物鉴中心［2013］医鉴字第 317 号临床司法鉴定意见明显证据不足，不应采信。而一、二审法院在重审过程中并未对张某的死亡原因做进一步审查，仍坚持采纳原鉴定结论欠妥。且被告某医院已申请重新鉴定，原审法院在同意重新鉴定后，又以二被申请人不同意，以及被委托机构没有该项业务为由未鉴定亦欠妥。张某于 2012 年 9 月 2 日到被告某医院诊治后，又于同年 9 月 7 日到某区医院治疗，于同年 9 月 8 日到某上级医院治疗，于同年 10 月 22 日回到某区医院治疗。2012年 11 月 16 日，张某从某区医院出院后在家中死亡。张某系经多家医疗机构诊治后死亡，一二审法院未对其他医疗机构的治疗行为对张某死亡结果是否存在因果关系及过错参与度进行审查，而仅对再审申请人的医疗行为进行审查系事实不清。

裁定撤销二审法院（2016）× 08 民终 222 号民事裁定及 × 市 × 区人民法院（2015）X 民一初字第 00546 号民事判决，发回原审法院重审。

原审法院重审：本案经审判委员会讨论认为，本案系医疗损害赔偿案件，患者在诊疗过程中受到损害，医疗机构及其医疗人员有过错的，应由医疗机构承担赔偿责任。根据举证规则，原审被告应对其不存在承担赔偿责任承担举证责任。本案审理过程中，原审被告未能举证证明其不应承担责任，综合全案证据情况，可以认定原审被告诊治过程中未按常规进行必要的检查，给张某的救治造成一定的影响，存在轻微过错，故对张某的死亡结果应承担相应的赔偿责任，相对张某自身疾病，本院酌定赔偿比例为 10%。原审被告某医院赔偿原告 73 874.37 元。判后，患方不服该判决，再次提出上诉。

重审二审法院：原告上诉请求是：①撤销再审一审判决，依据事实和法律重新审理和判决此案，按照（2016）× 08 民终 222 号民事判决由被上诉人赔偿上诉人 591 557.84元；②案件受理费由被上诉人承担。事实和理由：①一审判决书无视、歪曲事实真相。一审判决书中无视死者张某病历对死者死因的记载及司法鉴定意见书对死者死因的认定：张某之所以在短时间内死亡，主因不是其所患的肿瘤。而是在被告就医时，诊断错误、治疗错误导致大量内出血、不得不大量输血进而导致 DIC（弥散性血管内凝血）死亡。

判决无视这一事实真相，在没有证据推翻病历记载和鉴定意见的前提下，片面采信被告的辩解，认定被告有诊治的过错，但却认为是"轻微过错""相对张某自身疾病，酌定赔偿比例为10%"。开启了法官可以替代医生、替代法医做出专业判断的先河！②关于本案的关键证据司法鉴定意见书。一审对北京华夏物证鉴定中心的《鉴定意见书》没有采信，但没有说明理由。事实上原一审时先后进行了三次司法鉴定：某物证鉴定中心、北京华夏物证鉴定中心、××大学法医司法鉴定中心。第一次由某中院选定，双方同意；第二次系某中院摇号程序，申请人选定，答辩人同意后进入鉴定程序的；第三次是申请人同意、答辩人不同意，某中院选定。在省高院再审期间，省高院的法官应被上诉人的请求，到北京华夏物证鉴定中心调取了全部鉴定档案，并没有否认该鉴定意见书的合法性和有效性。为什么判决书却做出了相悖的判决？退一步说，如果一审法官认为原审鉴定意见书有问题，那么，不论原告是否同意，法院都可以依法依职权进行重新鉴定。③关于省高院提出的张某系经多家医疗机构诊治后死亡的认定。首先，原告一直认为后诊治的两所医院，只是尽全力抢救张某，没有任何错误，故没有追加其为当事人，于事实有据。其次，如果法院认为有必要，法院可以自行决定追加当事人，因为最终的目的不外是要查清事实真相。但一审法院没有审查就草率下判，没有把高院提出的问题审理查明。综上，请求二审法院依法撤销一审判决，在查清事实的基础上依法改判，维护上诉人的合法权益。

被上诉人某医院辩称：①省高院再审再次明确，北京华夏物证鉴定中心做出的鉴定结论欠妥，不应采信。省高院再审时认定，二审法院在第一次发回重审时做出的民事裁定中曾明确指出北京华夏物证鉴定中心做出的临床司法鉴定意见明显证据不足，不应采信。答辩人认为一、二审法院在重审过程中仍采纳原鉴定结论欠妥。②医疗损害的证明责任应遵循"谁主张，谁举证"。审理医疗损害赔偿案件，必须明确4个侵权事实，即违法行为、损害后果、存在过错及因果关系。其中，医疗机构的过错及因果关系，是医疗机构承担责任的重要条件，须通过举证予以证明。而在《侵权责任法》没有明确规定医疗损害赔偿案件实行举证倒置的情况下，医疗损害赔偿案件应遵循"谁主张，谁举证"的一般举证规则。如果患者不能证明医疗机构存在过错与其损害后果存在因果关系，医疗机构的行为仍然不能构成侵权，而不需要承担医疗损害赔偿责任。若遵循因果倒置的举证责任，患者一方对因果关系不负任何举证责任，完全免除其因果关系的举证责任，对医疗机构乙方的诉讼压力过大，会导致医生不敢治疗，这样不利于对患者疾病的救治。

综上所述，原审法院认定事实清楚，判决合法、合理。请求依法驳回上诉人上诉，维持原判。

本案经本院审判委员会讨论认为，一审认定被上诉人惠某医院存在轻微过错并酌定10%的赔偿责任过低，应酌定调整为30%的赔偿责任，即被上诉人惠某医院应赔偿上诉人221 623.11元。依照《中华人民共和国侵权责任法》第五十四条、五十八条，《中华人民共和国民事诉讼法》第一百七十条第一款第二项之规定，判决如下：

一、撤销×省×市×区人民法院（2018）×0804民再14号民事判决第一项即"原审被告某医院于本判决生效之日起10日内赔偿二原审原告73 874.37元"。

二、被上诉人某医院于本判决生效之日起10日内赔偿上诉人221 623.11元。

三、维持×省×市×区人民法院（2018）辽0804民再14号民事判决第二项即"驳回二原审原告的其他诉讼请求"。

如果未按本判决指定的期间履行给付金钱义务，应当依照《中华人民共和国民事诉讼法》第二百五十三条的规定，加倍支付迟延履行期间的债务利息。

一审案件受理费14 584元（上诉人已交7294元，缓交7290元），鉴定费7600元（上诉人已交），鉴定人出庭费用4000元（被上诉人已交），共计26 184元，上诉人负担20 904元，被上诉人某医院负担5280元；二审案件受理费3986元（上诉人已交），上诉人负担466元，被上诉人某医院负担3520元。

本判决为终审判决。

五、医学与法律思考

鉴定意见与鉴定结论：

本案中的医学鉴定认为被告的诊疗行为存在明显过错，其过错与张某的死亡之间存在因果关系，医疗过错参与度以75%左右为宜（参与度系数值为60% ～ 90%），一审法院判决承担60%责任，后再经多次审理，最终一审法院重审不再采信该鉴定意见，在未重新鉴定的情况下判决承担10%责任，二审法院改判30%责任。该鉴定意见并未在该案中起到决定性的作用。

2012年3月14日通过，2013年1月1日正式实施的2012年《中华人民共和国刑事诉讼法》第48条的规定体现了一种进步——将相关法律规定的"鉴定结论"一词改成了

"鉴定意见"。"鉴定结论"被替换为"鉴定意见"后最突出的积极意义就在于削弱了鉴定意见的证明力，"鉴定意见"是一种"证据材料"，而非不可置疑的"结论"。将"鉴定结论"改为"鉴定意见"明确赋予了审判法官对鉴定意见审查判断的权力。

该举措强化了鉴定意见的证据属性。司法鉴定在民事诉讼中发挥越来越重要的作用，随着新民事诉讼法对鉴定结论的修改，我国证据制度日趋完善，并且通过完善一系列制度来还原鉴定意见的证据属性。比如：证据经双方当事人质证才可作为认定案件事实的根据；为了更全面地对鉴定意见进行质证，新民事诉讼法一方面规定了鉴定人出庭制度，一方面还增设了专家辅助人制度，这在客观上平衡了双方当事人的诉讼地位，实现了双方当事人的平等对抗；同时，为了便利当事人完成应承担的举证责任，新民事诉讼法赋予当事人启动司法鉴定的申请权，体现了当事人在诉讼中的主体地位。新民事诉讼法对鉴定意见及其适用的一系列完善具有积极意义。

医疗损害纠纷中的举证责任：

本案中，一审法院重审认为根据举证规则，原审被告应对其不存在承担赔偿责任承担举证责任。本案审理过程中，原审被告未能举证证明其不应承担责任，综合全案证据情况，可以认定原审被告诊治过程中未按常规进行必要的检查，给张某的救治造成一定的影响，存在轻微过错，故对张某的死亡结果应承担相应的赔偿责任。

医院上诉认为《侵权责任法》没有明确规定医疗损害赔偿案件实行举证倒置的情况下，医疗损害赔偿案件应遵循"谁主张，谁举证"的一般举证规则。如果患者不能证明医疗机构存在过错与其损害后果存在因果关系，医疗机构的行为仍然不能构成侵权，而不需要承担医疗损害赔偿责任。若遵循因果倒置的举证责任，患者一方对因果关系不负任何举证责任，完全免除其因果关系的举证责任，对医疗机构乙方的诉讼压力过大，会导致医生不敢治疗，这样不利于对患者疾病的救治。

在我国民事诉讼中实行举证责任倒置的主要有两大类：一是特殊侵权诉讼中实行举证责任倒置，二是劳动争议诉讼中实行举证责任的倒置。在医疗行为引起的侵权诉讼中，施行"举证责任倒置"的法理依据，主要是医患双方地位不平等和医患双方的信息不对称，导致患方举证困难。从2002年4月1日起，在我国因医疗行为侵权的诉讼中，开始实行举证方式上的改革。患者将不再承担对医疗行为与损害结果的因果关系，以及医疗过程有无过错的举证责任，而改由医疗机构来承担。这一转变来源于2001年12月21日公布的《最高人民法院关于民事诉讼证据的若干规定》。其规定为：因医疗行为引起的侵权诉讼，由医疗机构就医疗行为与损害结果之间不存在因果关系及医疗过程有无过错承担举证的责任。这与《民事诉讼法》中"谁主张，谁举证"的方式正好相反，即一方当事人提出的主张而由对方当事人承担举证责任。这就是通常被称为的"举证责任倒置"。

2007 年《侵权责任法》第七章对医疗损害责任进行了明确规定，学界将本章规定的医疗侵权责任从理论上分为 3 个基本类型，即医疗技术损害侵权纠纷、医疗伦理损害侵权纠纷和医疗产品侵权纠纷。根据不同类型来确定医疗损害纠纷的举证分配规则，同时《侵权责任法》还从保障医疗卫生事业发展的角度明确了医疗机构及其医务人员可以免责的范围与条件。

我国《侵权责任法》第五十四条、第五十七条和第五十八条规定了医疗技术损害责任。医疗技术损害责任一般以过错责任为归责原则，特殊情况下采用过错推定原则，也可以看作附条件的举证责任倒置原则。

《侵权责任法》第五十五条、第六十二条规定了医疗伦理损害侵权纠纷，主要强调了医疗机构及医务人员的保密义务，这些主要是基于伦理方面的考虑。医疗机构及其医务人员是否履行了相应的义务，以及未履行医疗伦理义务的行为与患者所受的损害结果之间是否存在因果关系是构成该损害责任的关键，但《侵权责任法》中并未明确规定这些关键点由谁加以证明。

《侵权责任法》第五十九条规定了医疗产品损害侵权纠纷的举证责任，明确了医疗机构使用有缺陷的医疗产品的责任，此种责任属于无过错责任。《侵权责任法》第六十条也从 3 个方面明确了医疗机构的免责事由。

《侵权责任法》关于医疗纠纷举证责任的分配，一改过去的举证责任倒置制度，实施区分类型确定举证责任的制度，实行过错原则和附条件的推定过错，进一步完善了我国医疗纠纷举证责任的分配制度，在平衡医患权益方面具有更好的作用。

案例六　错把心梗当胃病
四级伤残担同责

导读：

急性心肌梗死（AMI）是冠状动脉急性、持续性缺血缺氧所引起的心肌坏死。临床上多有剧烈而持久的胸骨后疼痛，休息及硝酸酯类药物不能完全缓解，伴有血清心肌酶活性增高及进行性心电图变化，可并发心律失常、休克或心力衰竭，常可危及生命。本病在欧美最常见，美国每年约有 150 万人发生心肌梗死。中国近年来呈明显上升趋势，每年新发至少 50 万。过去，由于医疗技术的限制，心梗极易被误诊。当前，根据美国国家医学会（NAM）在 2015 年曾发布一份名为《改善医疗体系中的诊断》的报告，心梗的误诊率非常低（1.2%），这是长达半个世纪的诊疗技术进步换来的成果，包括心电图自动化、研发和完善肌钙蛋白等生物标志物，制定了胸痛或急性冠脉综合征的常规诊断方案等一系列的努力。

本案患者因腹部烧灼感伴嗳气，时感反酸不适两天内 3 次到医院就诊，医生均按照消化系统疾病诊疗，最终在治疗过程中患者病情加重，转入消化科，再转入心血管科，经完善相关检查，诊断为心肌梗死，后转入重症监护病房救治，数天后转入上级医院继续治疗。患者认为医院误诊导致患者错过最佳治疗时间，侵犯了患者的生命健康权。后经市省两级医学会鉴定，认为患者因胸痛再次就诊时，医方未能复查心电图及查心肌损伤标志物，错失了早期诊断心肌梗死的时机。诊断为广泛前壁心肌梗死，予以血小板药物及尿激酶溶栓，但未查到相应医嘱。医方与患方沟通不够，包括病因、预后、病情发展等。患者由于应激等因素导致冠状动脉急性血栓形成，进而发生了急性心肌梗死，属于疾病发生、发展所致。7 月 29 日复查的心电图示 $V_1 \sim V_3$ 大 Q 波形成，也提示了患者左室心肌已经有较大面积的坏死，即使经过早诊断、早治疗，也有相当一部分患者产生室壁瘤等并发症。但是医方存在未能早诊断、未及时给予有效溶栓或血栓抽吸处理，也是造成患者损害后果的原因，两者之间存在一定的因果关系。认定患者构成四级伤残，医院承担同等责任。最终法院判决医院赔偿约30万。

急性心梗致死率高，后果严重。本案患者虽然经抢救挽回了生命，但遗留四级伤残，严重影响了生活质量；同时，医院承担的赔偿责任也巨大，值得广大医务工作者重视。

一、就诊经过

2015年7月28日8时34分，原告因"腹部烧灼感伴嗳气，时感反酸不适"至某市人民医院就诊，予心电图检查示：窦性心律，心电轴不偏，完全性右束支传导阻滞。考虑：胃炎，予兰索拉唑等治疗。2015年7月28日15时，原告再次至某市人民医院就诊，医方予曲美布丁、左氧静脉滴注等治疗。2015年7月29日9时，原告第三次至某市人民医院就诊，继予左氧静脉滴注等治疗。2015年7月29日15时心电图检查示：窦性心律，完全性右束支阻滞，右室梗死。17时21分，对原告进行抢救并收住入院。抢救结果：患者胸痛明显缓解。原告分别于2015年7月30日、7月31日、8月1日至某市人民医院动态心电图、彩超和心电图检查。2015年8月3日出院。2015年8月3日，原告因"反复胸骨后疼痛不适7天加重5天"转住某上级人民医院就诊。入院诊断：高血压3级极高危组。8月15日出院。2015年9月14日，原告因"冠心病、心功能三级、前壁心肌梗死等"再次入住某市人民医院，2015年10月7日出院。2015年12月7日，原告因"冠心病、心肌梗死溶栓术后等"入住某市人民医院治疗，2016年1月8日出院。

二、争议焦点

患方：2015年7月28日上午8时左右，原告因胸口疼痛到被告处就诊。被告诊治医生认为是胃肠道问题，要求原告做胃镜检查。原告认为自己胃部没有问题，要求诊治医师做心电图检查是否是心脏问题。诊治医生才应原告要求对原告开出心电图检查单，并在查看检查结果后，告知原告没有问题，要求原告回家服药、休息。28日下午3时，原告又到被告处向原诊治医生陈述病情，表示疼痛难忍。该医生仍然要求做胃镜检查，并开了左氧氟沙星和护胃药水。然原告挂水后并未有明显好转。29 日上午，原告再次到被告处就诊，诊治医生又开了左氧氟沙星和护胃药水。挂水过程中，原告全身冷汗不适，要求立即停止挂水。29 日下午 3 时，原告被转至消化科，在消化科询问病情后，又被转至心血管科。心血管科医生通过 28 号心电图及复查心电图，告知原告"心肌梗死"，要求原告立即住院进入重症监护室救治。原告认为，被告对原告病情错误诊断，延误原告治疗最佳时间，导致原告心脏留下无法恢复的后遗症，已经侵犯了原告的生命健康权。要求被告赔偿原告各项费用等计人民币 807 314.56 元。

医方：原告于 2015 年 7 月 28 日上午至被告处就诊是事实，被告在当日下午即做出心梗的诊断，并对原告进行治疗。心梗是原告自身疾病的自然转归，而非被告诊疗行为导致，被告的诊疗行为没有使原告心梗加重，故被告在对原告诊疗过程中没有过错，也不存在漏诊及误诊情形。即便被告在诊疗过程中存在过错，被告只认可某市医学会鉴定结论，即被告的诊疗行为存在的不足对于原告的损害后果的原因力为次要因素，而非同等因素。

三、医学鉴定

诉讼过程中，原告申请对被告医疗行为与其损害结果有无因果关系及参与度、伤残等级和三期进行鉴定。2016 年 2 月 24 日，某市医学会做出医疗损害鉴定书，鉴定结论为：某市人民医院及其医务人员的诊疗行为及不足，对患者目前人身损害后果的原因力大小为次要因素。原告不服该鉴定结论，向某省医学会提出重新鉴定申请。2016 年 9 月 8 日，某省医学会经一审法院委托做出医疗损害鉴定书。该司法鉴定书的"七、分析说明"载明："（一）2015 年 7 月 28 日上午医方予心电图检查示完全性右束支传导阻滞，未见典型的早期心肌缺血的图形，当时诊断急性心肌梗死无依据。（二）医方在诊疗过程中存在的过错。①患者于 7 月 28 日下午及 7 月 29 日上午因仍感胸痛再次就诊，医方未能复查心电图及查心肌损伤标志物，错失了早期诊断心肌梗死的时机；②7 月 29 日下午再次复查心电图示 $V_1 \sim V_3$ 大 Q 波形成，诊断为广泛前壁心肌梗死，予住院治疗。病程记录记载予负荷量抗血小板药物及尿激酶溶栓，但未查到相应医嘱；③医方与患方沟通不够，包括疾病原因、预后、病情发展等。（三）因果关系、责任程度及伤残等级分析。患者由于应激等因素导致冠状动脉急性血栓形成，进而导致了急性心肌梗死。7 月 29 日

复查的心电图示 $V_1 \sim V_3$ 大 Q 波形成，也提示了患者左室心肌已经有较大面积的坏死，即使经过早诊断，早治疗，也有相当一部分患者产生室壁瘤等并发症。但是医方存在未能早诊断、未及时给予有效溶栓或血栓抽吸处理，也是造成患者损害后果的原因，两者之间存在一定的因果关系。综上，考虑医方在诊疗过程中存在的过错与原告的损害后果之间存在一定的因果关系，其原因力为同等因素"；其专家意见为"参照《医疗事故分级标准（试行）》，患者构成四级伤残，医方诊疗行为中存在的过错与患者目前的状况之间有一定的因果关系，其原因力为同等因素"。

四、司法判决

一审判决：一审法院认为，患者在诊疗活动中受到损害，医疗机构及其医务人员有过错的，由医疗机构承担赔偿责任。本案中，根据某省医学会医疗损害鉴定书，原告于 2015 年 7 月 28 日下午及 7 月 29 日上午因仍感胸痛再次就诊，被告未能复查心电图及查心肌损伤标志物，错失了早期诊断心肌梗死的时机，存在过错。原告于 2015 年 7 月 29 日下午再次复查心电图，诊断为广泛前壁心肌梗死，予住院治疗。病程记录记载予抗血小板药物及尿激酶溶栓，但未查到被告相应医嘱，存在过错。被告与原告沟通不够，未详细向原告方交代此类疾病的病因、预后、病情发展等，存在过错。被告上述未能早诊断、未及时给予有效溶栓或血栓抽吸处理的过错行为是导致原告损害后果的原因，两者之间存在一定的因果关系。鉴于原告系由于应激等因素导致冠状动脉急性血栓形成，进而造成了急性心肌梗死，是原告本身疾病发生、发展所致。2015 年 7 月 29 日复查的心电图示 $V_1 \sim V_3$ 大 Q 波形成，也提示了原告左室心肌已经有较大面积的坏死，即使经过早诊断、早治疗，也有相当一部分患者产生室壁瘤等并发症。综上，根据被告在诊疗过程中的过错程度，结合原告自身疾病的发展特点，被告在诊疗过程中存在的过错与原告的损害后果之间存在一定的因果关系，原因力为同等因素。某省医学会鉴定书系经一审法院委托，经过合法程序，由有资质的鉴定机构依法做出，对于其上述鉴定意见一审法院予以认定。故被告对因其过错导致原告方的各项损失应承担 50% 的赔偿责任。原告抗辩被告应当承担 100% 的赔偿责任，被告抗辩其应当承担次要责任，但均未在一审法院限定期限内提供证据证明其主张，一审法院不予采信。

关于因被告过错导致原告的各项损失，一审法院作如下认定：①医疗费 24 913 元，原告提供的某市医疗保险定点零售药店收费明细清单、张氏药房发票及石塔药房小票，未有相应的医嘱等证据证明该组证据与本案的关联性，即原告未能提供证据证明该组证据药物系必要性的且实际用于原告与本案有关的损害治疗，故一审法院不予认定。原告提供的各类医院票据中 2016 年 2 月 20 日票号为 0006421587、0006421593 两张票据明确载明药物系用于高血压结算，一审法院不予认定。一审法院根据原告提供的有效医疗费票据（扣减医保统筹支付）认定医疗费为 22 716.45 元。②住院伙食补助费 7300 元（73 天 × 100 元 / 天），被告认可原告住院 73 天，一审法院认定住院伙食补助费为 1314 元（73 天 × 18 元 / 天）。③营养费 4800 元（240 天 × 20 元 / 天），被告认可营养期限为住院 73 天，一审法院认定营养费为 730 元（73 天 × 10 元 / 天）。原告提供的出院记录及诊疗证明书未有加强营养医嘱，对于出院后营养费一审法院不予支持。④护理费 13 300 元［住院护理费 7300 元（73 天 × 100 元 / 天）＋出院护理费 6000 元（120 天 × 50 元 / 天）］，原告提供的病区生活护理介绍申请单可证明住院期间护理标准为 60 元 / 天，该标准被告予以认可，故一审法院认定住院护理费为 4380 元（73 天 × 60 元 / 天）。关于出院护理费，被告出院医嘱及诊疗证明书医嘱未载明原告需要护理，原告亦未提供其他证据证明有护理必要性，故对于出院护理费一审法院不予支持。⑤误工费 6000 元，原告提供的某市公安局出具的情况说明，能够证明原告因误工损失 3000 元的事实，故一审法院认定误工费为 3000 元。⑥交通费 7500 元，原告未提供北京、上海治疗相关病案材料，故对于北京、上海交通费不予支持。一审法院根据原告提供省内就诊记录，酌定交通费为 1500 元。⑦残疾赔偿金 702 569.7 元（37 173 元 / 年 × 30 年 × 70% × 0.9）、精神抚慰金 74 898 元和鉴定费 5100 元。本案原告系基于侵权法律关系而发生的请求权，其伤情经某省医学会鉴定为四级伤残，故符合适用《中华人民共和国侵权责任法》及《最高院〈关于审理人身损害赔偿案件适用法律若干问题的解释〉》的相关规定。一审法院结合原告户籍地及工作情况，认定残疾赔偿金为 520 422 元（37 173 元 / 年 × 20 年 × 70%）、酌定精神抚慰金为 35 000 元。被告对鉴定票据及数额无异议，一审法院对鉴定费 5100 元予以认定。⑧后续治疗费：包含治疗费用｛［药费（每天药费 60 元 × 30 天 × 12 个月）＋检查费（每月检查 250 元 × 12 个月）］× 后续治疗年份｝以及 50 岁之后可能植入心脏的医疗器械费用，总数额请求法院酌定。《最高人民法院〈关于审理人身损害赔偿案件适用法律若干问题的解释〉》第十九条规定，医疗费的赔偿数额，按照一审法庭辩论终结前实际发生的数额确定。器官功能恢复训练所必要的康复费、适当的整容费及其他后续治疗费，赔偿权利人可待实际发生后另行起诉。但根据医疗证明或者鉴定结论确定必然发生的费用，可以与已经发生的医疗费一并予以赔偿。本案中，原告自认其主张的为后续治疗费，尚未实际发生，原告未提供医疗证明及鉴定结论等证据证明其主张的费用必然发生及会发生的具体数额，故一审法院不予支持。综上，原告因被告过错共发生损失为：594 162.45 元（医疗费 22 716.45 元 + 住院伙食补助费 1314 元 + 营养费 730 元 + 住院护理费 4380 元 + 误工费 3000 元 + 交通费 1500 元 + 残疾赔偿金 520 422 元 + 精神抚慰金 35 000 元 + 鉴定费 5100 元）。依照《中华人民共和国侵权责任法》第十六条、第二十二条、第五十四条、第五十五条，最高人民法院《关于审理人身损害赔偿案件适用法律若干问题的解释》第十七条、第十八条、第十九条、第二十条、第二十一条、第二十二条、第二十三条、第二十四条、第二十五条，最高人民法院《关于确定民事侵权精神损害赔偿责任若干问题的解释》第十条、第十一条的规定，判决如下：被告某市人民医院于本判决生效之日起 10 日内赔偿原告刘某 297 081.22 元（594 162.45 元 × 50%）。如果未按本判决指定的期间履行给付金钱义务，应当按照《中华人民共和国民事诉讼法》第二百五十三条之规定，加倍支付迟延履行期间的债务利息。案件受理费 4438 元，依法减半收取 2219 元，由被告某市人民医院负担。此款原告已垫付，由被告某市人民医院于本判决生效之日起 10 日内给付原告。

判决后，原告不服，向本院提起上诉。要求撤销一审法院民事判决，判令某市人民医院对其损失承担全部责任，本案诉讼费用由某市人民医院承担。事实和理由：①原一审判决依据的某省医学会《医疗损害鉴定书》存在严重问题。a. 遗漏对 2015 年 7 月 28 日上午 8 时 44 分心电图报告诊断行为的详细解释，关于原因力同等因素的认定明显不当。作为认定本次医疗损害过错的《医疗损害鉴定书》应当完整记载并评定某市人民医院在整个治疗过程中的全部诊疗行为。患者在某市医学会鉴定和省二次鉴定申请书中详细描述了治疗经过，重点指出了门诊医生和心电图医生的严重失职，导致错过治疗心梗的黄金治疗期，在重新鉴定申请中也对某医学会鉴定书中对第一次心电图报告故意隐瞒提出明确质疑，但省医学会鉴定书中仍然未对能够明显反映出医院门诊医生严重失职，以及心电图医生的检查报告不准确，漏报、谎报数据的第一次心电图报告进行明确说明。作为某市最好的二甲医院，其医生应当有能力预见到可能的问题，但其门诊医生和心电图医生过于自信，严重不负责任，对提示于不顾，未能在黄金六小时内进行有效救治，导致其心肌大面积梗死，目前室壁瘤的严重残疾。省医学会鉴定书中不谈 28 日全天的治疗错误，把问题归结于 29 日下午诊断后的结果，称目前后果是"即使经过早诊断、早治疗，也有相当一部分患者产生室壁瘤等并发症"，淡化医院在心梗初期诊断上的作用和责任，包庇纵容医院的误诊和违规行为。b. 遗漏三期和医学护理建议。省医学会鉴定书中遗漏了对三期的鉴定结论，导致相关费用赔偿请求未得到支持。国务院《医疗事故处理条例》第三十一条规定，鉴定书中应当包含"对医疗事故患者的医疗护理医学建议"，但省医学会只字未提。某市人民医院的误诊对患者造成严重的身体残疾，今后须终生服药，将面临严峻的后续治疗和护理费用问题。c.《医疗损害鉴定书》制作潦草，存在明显格式错误，真实性、合法性、关联性值得怀疑。其最重要的载有最终鉴定结论和加盖公章的第 7 页的页眉和页脚错误。②一审审判程序存在严重问题。省医学会鉴定书对某市人民医院过错程度的认定至关重要，关乎患者的合法权益。在本案第一次庭审时，患者明确提出对鉴定书的责任认定不服，庭审后也递交了《关于 ×× 诉某市人民医院医疗纠纷一案相关证据的情况说明》，其中明确提出了上述关于鉴定书的几点质疑和异议，但是一审法院未能引起重视，给予回应，判决书中亦只字未提。③二次损害鉴定的费用，应当全部由医院承担。原卫生部颁布的《医疗事故技术鉴定暂行办法》第十五条规定，经鉴定属于医疗事故的，鉴定费由医疗机构支付。医疗损害责任作为特殊侵权责任，在医院存在诊疗过错，应当对患者的损害承担赔偿责任的情况下，就应当由医院承担全部鉴定费。一审已要求被告承担全部诉讼费，实际已经认同了上述观点，故本案鉴定费应全部由被告承担。④相关医疗费、营养费、护理费认定不当，遗漏三期鉴定请求。对于所有的医疗费票据，患者均能够提供病历、出院证等相关诊疗材料中载明的医嘱，予以一一对应或做出合理说明。对高血压的用药，为医生开药失误导致，具体的用药明细也有据可查。一审法院未能认真审查，仅以未提供医嘱为由驳回不当。省医学会对患者的三期鉴定请求只字未提，导致其部分营养费、护理费、误工费请求未能得到支持。申请三期鉴定是刘某的正当权利，但是省医学会和一审法院均未予理睬，剥夺其合法权利。⑤一审对住院伙食补助费认定的标准过低。根据最高人民法院《关于审理人身损害赔偿案件适用法律若干问题的解释》第二十三条、某省财政厅印发的《某省省级机关差旅费管理办法》的通知，患者主张 100 元 / 天的标准计算住院伙食补助费有相关的法律依据，而一审法院认定 18 元 / 天明显过低，完全脱离当前的社会实际。⑥护理费认定的标准不符合规定。患者提供的护理费 60 元的记账单，系其本人手术时，护工由病房推进（出）手术室的单次费用，不是每天的护理费，请求二审法院依照最高人民法院《关于审理人身损害赔偿案件适用法律若干问题的解释》及相关规定予以改判。综上，省医学会鉴定书和一审判决明显错误，请求本院依法公正审判，撤销一审判决并依法支持患者的上诉请求。

二审判决：法院认为，一审期间，针对患者在某市人民医院治疗过程中，医院的医疗行为有无过错，如有过错，其过错行为与患者的损害后果之间有无因果关系及原因力大小等，一审法院委托某市医学会、某省医学会进行了相应的医疗损害司法鉴定。经鉴定，市、省二级医学会分别出具了《医疗损害鉴定书》。上述二份《医疗损害鉴定书》均系一审法院委托，市、省二级医学会和鉴定人员均具有鉴定资质，鉴定程序合法，故其出具的《医疗损害鉴定书》具有一定的证明效力。二审期间，患者向本院申请委托中华医学会重新进行医疗损害司法鉴定，因前述之理由本院未予受理。根据医疗损害司法鉴定程序，从证据证明力的角度来看，某省医学会出具的《医疗损害鉴定书》的证明力大于某市医学会出具的《医疗损害鉴定书》，故应当以其分析说明和专家意见作为本案定责的主要依据之一。

根据医学会出具的《医疗损害鉴定书》，结合全案证据综合考量后，对患者上诉中涉及医疗损害鉴定的相关异议，本院分别认定如下：

关于患者所诉 2015 年 7 月 28 日上午心电图报告诊断行为的异议。本院认为：心肌梗死是心肌缺血性坏死。在基础病变的基础上，发生冠状动脉血供急剧减少或中断，使相应的心肌严重而持久地急性缺血导致心肌坏死，而心电图图形记录是心电图机的诊断，并非心电图医生的诊断，必须由医方结合临床做出诊断。本案中，某市医学会出具的《医疗损害鉴定书》分析说明认为"根据当天心电图检查，专家鉴定组认为，该心电图检查结果没有出现典型的早期心肌缺血的图形，不能提示有心肌缺血，某市人民医院诊治医生未予诊断心肌梗死不属于误诊或漏诊"。某省医学会出具的《医疗损害鉴定书》分析说明也认为"2015 年 7 月 28 日上午医方予心电图检查示完全性右束支传导阻滞，未见典型的早期心肌缺血的图形，当时诊断急性心肌梗死无依据"。因此，市、省二级医学会均对患者的上述质疑做出了回应，不存在故意隐瞒、避而不谈之说。

某省医学会还认为某市人民医院在诊疗过程中存在"患者于 7 月 28 日下午及 7 月 29 日上午因仍感胸痛再次就诊，医方未能复查心电图及查心肌损伤标志物，错失了早期诊断心肌梗死的时机"等过错，即医方存在未能早诊断、未及时给予有效溶栓或血栓抽吸处理的过错，且是导致患者损害后果的原因之一，结合患者急性心肌梗死是其由于应激等因素导致冠状动脉急性血栓形成，疾病发生、发展所致，综合分析后认定医方在诊疗过程存在的过错与损害后果之间存在一定的因果关系，其原因力为同等因素。根据谁主张，谁举证的原则，在患者目前不能提供充分反证的情况下，本院认为某省医学会的专家意见应当予以采信。

关于是否应当完整记载并评定全部诊疗行为，鉴定文书是否存在格式错误、制作潦草等异议。本院认为：医学会出具的《医疗损害鉴定书》中均特别注明了"诊治概要是诊疗过程中的简要摘录，专家鉴定组以委托单位提交的材料为鉴定依据"，同时根据一审法院送鉴材料、医患双方陈述及专家调查，经专家讨论、合议后，依据半数以上专家鉴定组成员一致意见产生的专家意见，形成了《医疗损害鉴定书》中的"分析说明"和"专家意见"，故医学会对本案所涉诊疗过程给予了记载、评定并最终形成专家意见。至于本案所涉《医疗损害鉴定书》系医学会依据相应规范出具，该鉴定文书的格式以及如何制作、书写等，不在人民法院的审查范围之内。因此，在患者不能提供充分证据证明《医疗损害鉴定书》具有法定的鉴定程序违法情况下，本院对该《医疗损害鉴定书》的真实性予以认定。

关于医学会是否遗漏"三期"鉴定的异议。经查，某省医学会出具的《医疗损害鉴定书》的"委托鉴定事项"中并未列举"三期"鉴定，故其不做出评定和专家意见并无不当。诉讼中，患者提出因未有"三期"鉴定，致使其部分护理费、营养费、误工费不能得到支持。对此，本院认为：一方面原告所患疾病尚未完全治愈，其将来产生的后续费用通常包含上述"三期"费用；另一方面原告亦可申请具有资质的司法鉴定机构进行司法鉴定或者在有其他充分证据的情况下另行诉讼，主张其合法权益。本案中，一审法院根据现有的出院记录、疾病诊疗证明书等证据，认定患者住院期间的护理费、营养费；根据某市公安局出具的《情况说明》，认定患者相应的误工费，符合本案目前状况，且具有事实和法律依据。

综上所述，某市人民医院在诊治患者的过程中具有一定的过错，结合患者自身疾病的状况，二级医学会的分析说明和专家意见，综合全案客观事实考量后，一审法院确认某市人民医院具有过错并承担患者50%的赔偿责任并无不当之处。

关于一审法院认定的住院伙食补助费、护理费标准问题。本院认为：①住院伙食补助费可以参照当地国家机关一般工作人员的出差伙食补助标准予以确定。在具体执行过程中，该标准如何确定，在没有明确的法律规定下，应当依据某地区的特定环境，综合考虑案件的客观事实后，参照执行为宜，故一审法院依据某地区的特定环境，酌情确定18元/天住院伙食补助费标准，并无不当。②诉讼中，原告提出其提供的护理费60元记账单系手术时，护工将其从病房推进（出）手术室的单次费用，并非每天的护理费。根据谁主张，谁举证的原则，原告对其该项主张，应当提供充分证据予以佐证。因此，一审法院在原告不能提供其他证据的情况下，根据其提供的《206病区生活护理介绍申请单》，确定其住院期间护理标准60元/天，并无不当。

综上所述，原告的上诉请求不能成立，应予驳回；一审判决认定事实清楚，适用法律正确，应予维持。依照《中华人民共和国民事诉讼法》第一百七十条第一款第（一）项规定，判决如下：

某市人民医院在诊治刘林的过程中具有一定的过错，结合患者自身疾病的状况，二级医学会的分析说明和专家意见，综合全案客观事实考量后，一审法院确认某市人民医院具有过错并承担刘林50%的赔偿责任并无不当之处。

驳回上诉，维持原判。

二审判决后，患方向省高院提出再审申请，被省高院驳回。

五、医学与法律思考

"时间就是心肌，时间就是生命"。急性心肌梗死（AMI）是内科常见急症，早期识别可疑心肌梗死对患者来说非常重要，可是由于各种原因，AMI的误诊率较高，在高危人群中漏诊率高达35%。事实上，这些未被发现的心肌梗死患者常常因缺乏或延误了有效治疗，预后相对更差。可能因咳嗽咳痰气喘而误诊为呼吸道感染、肺心病等呼吸系疾病；因上腹痛伴恶心、呕吐而分别误诊为急性胃炎、急性胃穿孔、急性胰腺炎等消化道疾病；因头晕、晕厥、肢体瘫痪、抽搐甚至昏迷而误诊为脑血管病；因疼痛部位不典型，而误诊为咽炎、牙病、颈椎病；因血压低、头晕、皮肤湿冷等周围循环衰竭而误诊为"感染性休克"；因头晕、晕厥、肢体瘫痪、抽搐、神志昏迷而误诊为脑血管病；甚至因糖尿病史而被误诊糖尿病性昏迷。

临床症状、心电图、心肌坏死标志物是发现、诊断AMI的重要因素，也与AMI的误诊有密切关系。据报道，AMI时不典型胸痛约占43%，并且这些不典型疼痛并不是心肌梗死所特有的。通常，这些不适症状可被误诊为消化、神经、呼吸系或肌肉疾病。疼痛部位或时间不典型，甚至发生无痛性心肌梗死，有些急性心梗症状被其他疾病掩盖；虽然心电图是诊断心肌梗死的重要手段，但也有其局限，部分急性心梗心电图缺乏典型表现；而心肌坏死标志物的也存在局限性。

本案原告上诉提出的"三期"鉴定为人身伤害、道路交通事故、工伤事故、医疗损害等人身损害赔偿中受伤人员的赔偿涉及误工期、护理期、营养期的鉴定，简称"三期"鉴定。

误工期指人体损伤后经过诊断、治疗达到临床医学一般原则所承认的治愈（即临床症状和体征消失）或体征固定所需要的时间；护理期指人体损伤后，在医疗或者功能康复期间生活自理困难，全部或部分需要他人帮助的时间；营养期指人体损伤后，需要补充必要的营养物质，以提高治疗质量或者加速损伤康复的时间。"三期"的确定应以原发性损伤及后果为依据，包括损伤当时的伤情、损伤后的并发症和后遗症等，并结合治疗方法及效果，全面分析个体的年龄、体质等因素，进行综合评定。"三期"评定的时机应以外伤直接所致的损伤或确因损伤所致的并发症经过诊断、治疗达到临床医学一般原则所承认的症状及体征稳定为准。"三期"的评定要排除既往损伤、疾病。在具体案件的评定中，应遵循个性化为主、循证化为辅的原则，考虑不同个体的自身情况、损伤情况、临床治疗、恢复等因素具体分析，综合评定，不可机械照搬。多处损伤，不能将多处损伤的"误工期、护理期、营养期"进行简单累加；一般以"误工期、护理期、营养期"较长的损伤为主，并结合其他损伤的期限综合考虑，必要时酌情延长。对于一些损伤后恢复期较长，但已进入调解程序或诉讼程序的，"误工期、护理期、营养期"评定的上限可以至伤残评定前一日。本案中，因患者还处于治疗当中，患者可另行申请"三期"司法鉴定，另行索赔申请。

案例七　醉酒昏迷就诊
竟是颅脑出血

导读：

酒精中毒俗称醉酒，是指患者一次饮大量酒精（乙醇）后发生的机体功能异常状态，对神经系统和肝脏伤害最严重。饮酒后的酒精约 20% 在胃内吸收，80% 在十二指肠及小肠吸收。酒精的中毒量和致死量因人而异，中毒量一般为 70 ~ 80 克，致死量为 250 ~ 500 克。酒精中毒昏迷者失去了自我防护功能，如果处于仰卧位或呕吐物堵塞呼吸道，就可导致窒息缺氧死亡，还容易诱发心脏病：酒精可诱发冠状动脉痉挛及恶性心律失常，进而导致心源性猝死的发生。除此之外，还可诱发脑出血：酒精可兴奋交感神经，造成血压急剧升高，进而导致脑出血发生。据统计，我国每年有 11 万人死于酒精中毒引起的脑出血，占总死亡的 1.3%。酒精还可以诱发胰腺炎、低血糖昏迷、代谢紊乱等，这些都和患者死亡有关。

一、就诊经过

原告鲁某系被告某医院职工，2018 年 4 月 19 日凌晨，原告鲁某突发意识障碍被送往被告处，被告某医院以急性酒精中毒行醒酒治疗，后于 20 日 7 时 40 分左右，诊断原告为"脑出血"收住该院内科治疗。因原告 CT 报告显示病情严重，于 8 时 59 分被送往某市第一人民医院抢救治疗，入院诊断为：①左侧基底节区脑出血并破入脑室系统；②高血压病 3 级，极高危组；③ 2 型糖尿病；④左下肢烧伤后。补充诊断为：多发腔隙性脑梗死、脑白质疏松症。

据急救医生陈述：急救医生 2018 年 4 月 19 日 23 时 48 分到达被告家里，闻到大量酒味，被告表现急性酒精中毒面容，昏睡状态；4月20日0时35分开始用药，主要是针对酒精中毒治疗；3时患者大小便失禁，查看患者，患者呼之有应；6时45分病人能睁眼，但言语含糊不清，行颅脑 CT 检查，显示颅内出血，随即送入内科住院治疗。

二、争议焦点

患方：2018年4月19日23时40分许，原告发病昏迷不醒被送往被告医院，被告在未对原告进行必要的检查和诊疗情况下，把原告当作醉酒治疗。直到4月20日早上7时38分，原告仍然意识不清，被告才对原告进行颅脑 CT 检查，发现原告左侧基底节区出现大片高密度出血灶。左侧基底节区脑出血并破入脑室内。原告在早上9时左右转送至某市第一人民医院进行抢救，后转入某省人民医院、某大学某医院等机构行后期系统康复治疗。原告认为被告未能依诊疗规范对原告进行救治，延误了抢救原告的黄金时间，对原告的身体造成了巨大的伤害。为此，特向人民法院提起诉讼，请求依法判决被告赔偿原告的各项损失 2 191 813.4 元。

医方：被告某医院辩称，被告医院在治疗及抢救过程中不存在违反法律法规的诊疗行为，不存在过错，原告系自身疾病导致的损害后果，与原告的诊疗行为没有任何的因果关系，请求法院驳回原告的诉讼请求。

此外，被告医院认为，鲁某于2018年4月20日凌晨被送至该医院，急诊科接诊后及时书写的病历交给了鲁某家属，该病历本一直都在其家属手中，医院不存档急诊病历本，故无法提供。鲁某并没有在该医院内科住院治疗，不存在入院记录。从发现鲁某脑出血后，上诉人立即联系了某市第一人民医院的专家，某市第一人民医院派救护车将鲁某接走住院治疗。鲁某从发现脑出血到某市第一人民医院中间只隔了1小时20分钟，鲁某客观上没有在上诉人内科住院治疗。上诉人诊断鲁某为急性酒精中毒完全正确。上诉人某医院已经尽到了诊疗义务。鲁某入院诊断为酒精中毒，某医院不可能一入院就对其进行颅脑 CT 检查，对患者实施不必要的检查明显违反了法律规定。基于鲁某当时神志不清、没有意识的特殊情况，某医院的诊疗行为完全符合诊疗规范。

三、医学鉴定

鲁某向一审法院申请对某医院对其诊疗行为有无过错、过错与结果的因果关系参与度等进行司法鉴定。一审法院依法委托湘雅二医院司法鉴定中心进行鉴定。2019 年 1 月 2 日，该鉴定中心要求提供该院急诊病历复印件一份，因双方对是否存在急诊病历存有异议，且双方对急诊的诊疗过程存在异议。2019 年 4 月 8 日，湘雅二医院司法鉴定中心不予受理该鉴定申请，作退案处理。2019 年 7 月 10 日，经一审法院委托，湖南省芙蓉司法鉴定中心出具〔2019〕临鉴字第 756 号《司法鉴定意见书》，认为鲁某左侧基底节区脑出血并破入脑室术后，遗留右侧肢体肌力障碍，评定为四级伤残；不完全性运动性失语，评定为八级伤残。后续治疗费用 6000 元左右；误工期计算至此次定残前一日；营养期 12 个月；住院期间 1 ～ 2 人护理，出院后长期需要大部分护理依赖。

四、司法判决

一审：本院认为，本案为一起医疗损害责任纠纷案件。医疗损害责任是指患者在医疗机构就医时，由于医疗机构及其医务人员的过错，在诊疗护理活动中受到损害的，医疗机构应当承担侵权损害赔偿责任。根据《中华人民共和国侵权责任法》第五十四条规定："患者在诊疗活动中受到损害，医疗机构及其医务人员有过错的，由医疗机构承担赔偿责任。"本案原告入院后，被告并未及时书写入院病历，在转入内科住院治疗后也没有住院记录，接诊后被告草率诊断为酒精中毒并对症治疗，接诊近 7 个小时后才进行颅脑 CT 检查，延误了脑出血的诊疗时间，存在诊疗过错，应承担主要责任。被告辩称诊疗无过错与事实不符，不予支持。关于工伤补偿款 20 万元，该协议体现的是因 2012 年工伤事故补偿，被告抗辩称是以该事情为由，实际是对本次纠纷的补偿，但原告不予认可，被告未提供其他证据予以证实，就该协议无法体现与本案的关联性，故本院对被告该抗辩意见不予支持。

本院依照《中华人民共和国侵权责任法》第十六条、第二十二条、第五十四条、第五十八条，《最高人民法院关于确定民事侵权精神损害赔偿责任若干问题的解释》第十一条的规定，判决如下：

一、由被告岳阳市某医院有限公司赔偿原告鲁某医疗费、护理费、住院伙食补助费、交通费、精神损害抚慰金等各项损失共计 983 110 元，限在本判决生效后 10 日内履行。如未按本判决指定的期间履行给付金钱义务的，应当依照《中华人民共和国民事诉讼法》第二百五十三条之规定，加倍支付迟延履行期间的债务利息。

二、驳回原告鲁某的其他诉讼请求。

案件受理费 24 334 元，由原告鲁某负担 10 000 元，被告岳阳市某医院有限公司负担 14 334 元。

如不服本判决，可自判决书送达之日起 15 日内，向本院递交上诉状，并按对方当事人的人数提出副本，上诉于湖南省岳阳市中级人民法院。

二审：本院认为鲁某于 2018 年 4 月 20 日凌晨入某医院时已处于昏迷状态，但某医院的接诊医生仅凭闻气味、看神态等经验即诊断鲁某为酒精中毒并采取输液醒酒治疗，未对其昏迷原因进行任何检查。且在凌晨 3 时，鲁某小便失禁同时本身有基础疾病（高血压、糖尿病）且持续昏迷状态下，某医院的医生并未引起足够重视，未在第一时间做相应的化验检查，明确昏迷病因，而是在接诊近 7 个小时后才进行颅脑 CT 检查，CT 结果显示颅内左颞部出血，出血量 36 mL 左右，某医院的上述诊疗行为延误了鲁某脑出血的诊疗时间，存在诊疗过错。

且根据某医院接诊医生的陈述，鲁某入院时未挂号、未书写急诊病历，接诊医生虽陈述"后面补了一个病历本，第二天早上给患者家属"，但患者家属否认收到过病历本，首诊医生未及时作好医疗记录，造成鲁某医疗诊治行为过程无法判断，也直接导致因果关系、过错参与度等无法鉴定。即便鲁某是某医院的职工，但其入院治病时已是患者，某医院作为一家医疗机构应该认真按诊疗程序规范救治。现鲁某因某医院延误了脑出血的救治时间，造成一个四级伤残，一个八级伤残，一审法院根据某医院的过错程度酌情认定由某医院承担 70% 的赔偿责任并无不当，本院予以确认。

五、医学与法律思考

急性酒精中毒主要要与引起昏迷的疾病相鉴别，如镇静催眠药中毒、一氧化碳中毒、脑血管意外、颅脑外伤等。

病历记录是医生开展何种诊疗最直接的证据，其重要作用已毋庸置疑，但同时是熟人看病最容易忽视的。没有病历记录，出现医疗纠纷，无论是在《侵权责任法》《民法典》实施前或后，都可直接推定医疗机构承担责任。是否书写病历，不是由医生自主把握，而是必须予以履行的义务。患者很多时候并不理解医生口中的专业术语，对医生如何用药，疾病有哪些注意事项的交代往往"记不住"或"记不清"。病历的详细记载有利于患者知晓病情和接受后续治疗，也省去医生不断接受熟人询问的麻烦，同时也是医生最有效的自我保护方式。

除本案外，颅脑外伤也容易被酒精中毒掩盖。

链接：

2019 年 4 月 4 日《今日说法》报道案例：2017 年 1 月 5 日 7 时许，51 岁的曾某（化名）被路人发现昏倒在鲤城区常泰街道一座老洋房内，路人报了警。民警和泉州市中医院（以下简称"中医院"）急救人员到达现场后，初步判断曾某为急性酒精中毒，立即给予清理患者口鼻呕吐物部分、开放呼吸道、吸氧等院前急救处理，但未注意到其身边的血迹并进行相应检查。

急救处理后，中医院急救人员与民警一起，以酒精中毒为由将曾某就近送往泉州成功医院（该院系泉州市具有专门醒酒室的医院之一，以下简称"成功医院"）进行醒酒。成功医院医务人员接诊后签字确认，到达该院的时间为 8 时 5 分。由于此前该男子多次因醉酒被送至该医院进行醒酒，成功医院的医生并未多想，仍像以前一样对其进行醒酒处理。当日下午 2 时，成功医院醒酒人员例行检查时发现，曾某深度昏迷，双侧瞳孔不等大，即转入急诊科抢救，随后于下午 2 时 40 分左右将患者转入中医院继续抢救。

中医院急诊科检查发现，曾某深度昏迷、呼吸急促、双瞳孔不等大，入院后进一步诊断为特重型颅脑损伤、吸入性肺炎、腰背部多处皮肤挫擦伤。随后，中医院对曾某进行了手术救治，并在术后采取了补液、呼吸机辅助呼吸等治疗手段。手术后，曾某一直昏迷不醒。当年 6 月 29 日，曾某经抢救无效后去世。其间，曾某在中医院治疗花费医疗费用 21.5 万余元，其家属仅预交 2.2 万元。

曾某死后，将中医院、成功医院起诉至鲤城法院，要求两家医院赔偿医疗费、死亡赔偿金、精神损害抚慰金等各项赔偿金共计 103 万余元。

面对死者家属的起诉，中医院辩称，自己根据院前急救工作手册规定，紧急救治后与民警一同将曾某就近送往成功医院醒酒，处理措施及时合理，符合诊疗规范。在曾某入院后对症采取诊治措施，不存在医疗损害责任，且赖某等人拒绝配合中医院诊疗，对曾某的死亡负有责任。因而，中医院对曾某死亡后果并不存在过错，不应承担医疗损害赔偿责任。此外，中医院还提出反诉，认为赖某等人在曾某住院期间，作为患者家属一直以经济问题拒绝配合，拒绝缴交医疗费用。因此，医院要求其支付拖欠中医院治疗曾某的各项费用共计 19 万余元。

成功医院辩称，曾某送至成功医院不是救治，而是醒酒。曾某送至成功医院，经诊断为酒精中毒，成功医院对曾某例行检查，根据醒酒规范进行醒酒工作并对其进行监控。在例行检查时，发现曾某深度昏迷，急诊科医生也按规范进行抢救，并按规定转入中医院继续抢救。曾某在中医院也得到有效救治并转入普通病房。成功医院在醒酒和抢救工作中无任何过错，不应承担医疗损害赔偿责任。

鉴定结论认为：成功医院在曾某的诊疗过程中存在过错，未尽到应尽的诊疗注意义务，该过错与曾某死亡后果之间存在一定的因果关系，但颅脑损伤本来就高风险，病情发展迅速，并发症多，建议认定成功医院的医疗过错参与度为 45% ~ 55%。患者的死亡系重型颅脑损伤后产生一系列并发症综合的结果，中医院在院前急诊和后面的抢救过程中处理均符合原则，未违反临床操作原则，未发现明显过错。

法院审理认为：成功医院在收治患者后没有对患者进行详细检查，更没有对其进行相关的诊断排除，在长达近 7 个小时的时间内仅进行醒酒处理，未尽到合理注意义务，存在医疗过错，该过错导致患者错过最佳的治疗时机。因此，法院认定成功医院应承担 45% 的赔偿责任。

对中医院的责任认定：从民警询问笔录及相关病历资料来看，在曾某醉酒事发现场有血迹，曾某当时就有头皮挫擦、腰背部多处皮肤挫擦伤，属于合并外伤的醉酒病人，中医院在院前救治过程中，对于合并外伤的醉酒病人没有及时发现其外伤，而是简单的移交醒酒机构，其处置是欠妥的。因此，法院认定中医院应承担 10% 的过错责任。

法院核定原告的各项经济损失共计 980 199 元，据此，法院一审依法判决中医院赔偿 98 019.9 元，成功医院赔偿 441 089.55 元；赖某等 3 人在继承曾某遗产的范围内支付中医院医疗费 193 054.48 元；驳回赖某等 3 人的其他诉讼请求；驳回中医院的其他反诉诉讼请求。

附录

附录1 医疗事故处理条例

第一章 总 则

第一条 为了正确处理医疗事故，保护患者和医疗机构及其医务人员的合法权益，维护医疗秩序，保障医疗安全，促进医学科学的发展，制定本条例。

第二条 本条例所称医疗事故，是指医疗机构及其医务人员在医疗活动中，违反医疗卫生管理法律、行政法规、部门规章和诊疗护理规范、常规，过失造成患者人身损害的事故。

第三条 处理医疗事故，应当遵循公开、公平、公正、及时、便民的原则，坚持实事求是的科学态度，做到事实清楚、定性准确、责任明确、处理恰当。

第四条 根据对患者人身造成的损害程度，医疗事故分为四级：

一级医疗事故：造成患者死亡、重度残疾的；

二级医疗事故：造成患者中度残疾、器官组织损伤导致严重功能障碍的；

三级医疗事故：造成患者轻度残疾、器官组织损伤导致一般功能障碍的；

四级医疗事故：造成患者明显人身损害的其他后果的。

具体分级标准由国务院卫生行政部门制定。

第二章 医疗事故的预防与处置

第五条 医疗机构及其医务人员在医疗活动中，必须严格遵守医疗卫生管理法律、行政法规、部门规章和诊疗护理规范、常规，恪守医疗服务职业道德。

第六条 医疗机构应当对其医务人员进行医疗卫生管理法律、行政法规、部门规章和诊疗护理规范、常规的培训和医疗服务职业道德教育。

第七条　医疗机构应当设置医疗服务质量监控部门或者配备专（兼）职人员，具体负责监督本医疗机构的医务人员的医疗服务工作，检查医务人员执业情况，接受患者对医疗服务的投诉，向其提供咨询服务。

第八条　医疗机构应当按照国务院卫生行政部门规定的要求，书写并妥善保管病历资料。

因抢救急危患者，未能及时书写病历的，有关医务人员应当在抢救结束后6小时内据实补记，并加以注明。

第九条　严禁涂改、伪造、隐匿、销毁或者抢夺病历资料。

第十条　患者有权复印或者复制其门诊病历、住院志、体温单、医嘱单、化验单（检验报告）、医学影像检查资料、特殊检查同意书、手术同意书、手术及麻醉记录单、病理资料、护理记录及国务院卫生行政部门规定的其他病历资料。

患者依照前款规定要求复印或者复制病历资料的，医疗机构应当提供复印或者复制服务并在复印或者复制的病历资料上加盖证明印记。复印或者复制病历资料时，应当有患者在场。

医疗机构应患者的要求，为其复印或者复制病历资料，可以按照规定收取工本费。具体收费标准由省、自治区、直辖市人民政府价格主管部门会同同级卫生行政部门规定。

第十一条　在医疗活动中，医疗机构及其医务人员应当将患者的病情、医疗措施、医疗风险等如实告知患者，及时解答其咨询；但是，应当避免对患者产生不利后果。

第十二条　医疗机构应当制定防范、处理医疗事故的预案，预防医疗事故的发生，减轻医疗事故的损害。

第十三条　医务人员在医疗活动中发生或者发现医疗事故、可能引起医疗事故的医疗过失行为或者发生医疗事故争议的，应当立即向所在科室负责人报告，科室负责人应当及时向本医疗机构负责医疗服务质量监控的部门或者专（兼）职人员报告；负责医疗服务质量监控的部门或者专（兼）职人员接到报告后，应当立即进行调查、核实，将有关情况如实向本医疗机构的负责人报告，并向患者通报、解释。

第十四条　发生医疗事故的，医疗机构应当按照规定向所在地卫生行政部门报告。

发生下列重大医疗过失行为的，医疗机构应当在12小时内向所在地卫生行政部门报告：

（一）导致患者死亡或者可能为二级以上的医疗事故；

（二）导致3人以上人身损害后果；

（三）国务院卫生行政部门和省、自治区、直辖市人民政府卫生行政部门规定的其他情形。

第十五条 发生或者发现医疗过失行为，医疗机构及其医务人员应当立即采取有效措施，避免或者减轻对患者身体健康的损害，防止损害扩大。

第十六条 发生医疗事故争议时，死亡病例讨论记录、疑难病例讨论记录、上级医师查房记录、会诊意见、病程记录应当在医患双方在场的情况下封存和启封。封存的病历资料可以是复印件，由医疗机构保管。

第十七条 疑似输液、输血、注射、药物等引起不良后果的，医患双方应当共同对现场实物进行封存和启封，封存的现场实物由医疗机构保管；需要检验的，应当由双方共同指定的、依法具有检验资格的检验机构进行检验；双方无法共同指定时，由卫生行政部门指定。

疑似输血引起不良后果，需要对血液进行封存保留的，医疗机构应当通知提供该血液的采供血机构派员到场。

第十八条 患者死亡，医患双方当事人不能确定死因或者对死因有异议的，应当在患者死亡后48小时内进行尸检；具备尸体冻存条件的，可以延长至7日。尸检应当经死者近亲属同意并签字。

尸检应当由按照国家有关规定取得相应资格的机构和病理解剖专业技术人员进行。承担尸检任务的机构和病理解剖专业技术人员有进行尸检的义务。

医疗事故争议双方当事人可以请法医病理学人员参加尸检，也可以委派代表观察尸检过程。拒绝或者拖延尸检，超过规定时间，影响对死因判定的，由拒绝或者拖延的一方承担责任。

第十九条 患者在医疗机构内死亡的，尸体应当立即移放太平间。死者尸体存放时间一般不得超过2周。逾期不处理的尸体，经医疗机构所在地卫生行政部门批准，并报经同级公安部门备案后，由医疗机构按照规定进行处理。

第三章 医疗事故的技术鉴定

第二十条 卫生行政部门接到医疗机构关于重大医疗过失行为的报告或者医疗事故

争议当事人要求处理医疗事故争议的申请后，对需要进行医疗事故技术鉴定的，应当交由负责医疗事故技术鉴定工作的医学会组织鉴定；医患双方协商解决医疗事故争议，需要进行医疗事故技术鉴定的，由双方当事人共同委托负责医疗事故技术鉴定工作的医学会组织鉴定。

第二十一条　设区的市级地方医学会和省、自治区、直辖市直接管辖的县（市）地方医学会负责组织首次医疗事故技术鉴定工作。省、自治区、直辖市地方医学会负责组织再次鉴定工作。

必要时，中华医学会可以组织疑难、复杂并在全国有重大影响的医疗事故争议的技术鉴定工作。

第二十二条　当事人对首次医疗事故技术鉴定结论不服的，可以自收到首次鉴定结论之日起 15 日内向医疗机构所在地卫生行政部门提出再次鉴定的申请。

第二十三条　负责组织医疗事故技术鉴定工作的医学会应当建立专家库。

专家库由具备下列条件的医疗卫生专业技术人员组成：

（一）有良好的业务素质和执业品德；

（二）受聘于医疗卫生机构或者医学教学、科研机构并担任相应专业高级技术职务 3 年以上。

符合前款第（一）项规定条件并具备高级技术任职资格的法医可以受聘进入专家库。

负责组织医疗事故技术鉴定工作的医学会依照本条例规定聘请医疗卫生专业技术人员和法医进入专家库，可以不受行政区域的限制。

第二十四条　医疗事故技术鉴定，由负责组织医疗事故技术鉴定工作的医学会组织专家鉴定组进行。

参加医疗事故技术鉴定的相关专业的专家，由医患双方在医学会主持下从专家库中随机抽取。在特殊情况下，医学会根据医疗事故技术鉴定工作的需要，可以组织医患双方在其他医学会建立的专家库中随机抽取相关专业的专家参加鉴定或者函件咨询。

符合本条例第二十三条规定条件的医疗卫生专业技术人员和法医有义务受聘进入专家库，并承担医疗事故技术鉴定工作。

第二十五条　专家鉴定组进行医疗事故技术鉴定，实行合议制。专家鉴定组人数为单数，涉的主要学科的专家一般不得少于鉴定组成员的二分之一；涉及死因、伤残等级鉴定的，并应当从专家库中随机抽取法医参加专家鉴定组。

第二十六条 专家鉴定组成员有下列情形之一的，应当回避，当事人也可以以口头或者书面的方式申请其回避：

（一）是医疗事故争议当事人或者当事人的近亲属的；

（二）与医疗事故争议有利害关系的；

（三）与医疗事故争议当事人有其他关系，可能影响公正鉴定的。

第二十七条 专家鉴定组依照医疗卫生管理法律、行政法规、部门规章和诊疗护理规范、常规，运用医学科学原理和专业知识，独立进行医疗事故技术鉴定，对医疗事故进行鉴别和判定，为处理医疗事故争议提供医学依据。

任何单位或者个人不得干扰医疗事故技术鉴定工作，不得威胁、利诱、辱骂、殴打专家鉴定组成员。

专家鉴定组成员不得接受双方当事人的财物或者其他利益。

第二十八条 负责组织医疗事故技术鉴定工作的医学会应当自受理医疗事故技术鉴定之日起 5 日内通知医疗事故争议双方当事人提交进行医疗事故技术鉴定所需的材料。

当事人应当自收到医学会的通知之日起 10 日内提交有关医疗事故技术鉴定的材料、书面陈述及答辩。医疗机构提交的有关医疗事故技术鉴定的材料应当包括下列内容：

（一）住院患者的病程记录、死亡病例讨论记录、疑难病例讨论记录、会诊意见、上级医师查房记录等病历资料原件；

（二）住院患者的住院志、体温单、医嘱单、化验单（检验报告）、医学影像检查资料、特殊检查同意书、手术同意书、手术及麻醉记录单、病理资料、护理记录等病历资料原件；

（三）抢救急危患者，在规定时间内补记的病历资料原件；

（四）封存保留的输液、注射用物品和血液、药物等实物，或者依法具有检验资格的检验机构对这些物品、实物做出的检验报告；

（五）与医疗事故技术鉴定有关的其他材料。

在医疗机构建有病历档案的门诊、急诊患者，其病历资料由医疗机构提供；没有在医疗机构建立病历档案的，由患者提供。

医患双方应当依照本条例的规定提交相关材料。医疗机构无正当理由未依照本条例的规定如实提供相关材料，导致医疗事故技术鉴定不能进行的，应当承担责任。

第二十九条 负责组织医疗事故技术鉴定工作的医学会应当自接到当事人提交的有

关医疗事故技术鉴定的材料、书面陈述及答辩之日起 45 日内组织鉴定并出具医疗事故技术鉴定书。

负责组织医疗事故技术鉴定工作的医学会可以向双方当事人调查取证。

第三十条　专家鉴定组应当认真审查双方当事人提交的材料，听取双方当事人的陈述及答辩并进行核实。

双方当事人应当按照本条例的规定如实提交进行医疗事故技术鉴定所需要的材料，并积极配合调查。当事人任何一方不予配合，影响医疗事故技术鉴定的，由不予配合的一方承担责任。

第三十一条　专家鉴定组应当在事实清楚、证据确凿的基础上，综合分析患者的病情和个体差异，做出鉴定结论，并制作医疗事故技术鉴定书。鉴定结论以专家鉴定组成员的过半数通过。鉴定过程应当如实记载。

医疗事故技术鉴定书应当包括下列主要内容：

（一）双方当事人的基本情况及要求；

（二）当事人提交的材料和负责组织医疗事故技术鉴定工作的医学会的调查材料；

（三）对鉴定过程的说明；

（四）医疗行为是否违反医疗卫生管理法律、行政法规、部门规章和诊疗护理规范、常规；

（五）医疗过失行为与人身损害后果之间是否存在因果关系；

（六）医疗过失行为在医疗事故损害后果中的责任程度；

（七）医疗事故等级；

（八）对医疗事故患者的医疗护理医学建议。

第三十二条　医疗事故技术鉴定办法由国务院卫生行政部门制定。

第三十三条　有下列情形之一的，不属于医疗事故：

（一）在紧急情况下为抢救垂危患者生命而采取紧急医学措施造成不良后果的；

（二）在医疗活动中由于患者病情异常或者患者体质特殊而发生医疗意外的；

（三）在现有医学科学技术条件下，发生无法预料或者不能防范的不良后果的；

（四）无过错输血感染造成不良后果的；

（五）因患方原因延误诊疗导致不良后果的；

（六）因不可抗力造成不良后果的。

第三十四条 医疗事故技术鉴定，可以收取鉴定费用。经鉴定，属于医疗事故的，鉴定费用由医疗机构支付；不属于医疗事故的，鉴定费用由提出医疗事故处理申请的一方支付。鉴定费用标准由省、自治区、直辖市人民政府价格主管部门会同同级财政部门、卫生行政部门规定。

第四章　医疗事故的行政处理与监督

第三十五条 卫生行政部门应当依照本条例和有关法律、行政法规、部门规章的规定，对发生医疗事故的医疗机构和医务人员做出行政处理。

第三十六条 卫生行政部门接到医疗机构关于重大医疗过失行为的报告后，除责令医疗机构及时采取必要的医疗救治措施，防止损害后果扩大外，应当组织调查，判定是否属于医疗事故；对不能判定是否属于医疗事故的，应当依照本条例的有关规定交由负责医疗事故技术鉴定工作的医学会组织鉴定。

第三十七条 发生医疗事故争议，当事人申请卫生行政部门处理的，应当提出书面申请。申请书应当载明申请人的基本情况、有关事实、具体请求及理由等。

当事人自知道或者应当知道其身体健康受到损害之日起1年内，可以向卫生行政部门提出医疗事故争议处理申请。

第三十八条 发生医疗事故争议，当事人申请卫生行政部门处理的，由医疗机构所在地的县级人民政府卫生行政部门受理。医疗机构所在地是直辖市的，由医疗机构所在地的区、县人民政府卫生行政部门受理。

有下列情形之一的，县级人民政府卫生行政部门应当自接到医疗机构的报告或者当事人提出医疗事故争议处理申请之日起7日内移送上一级人民政府卫生行政部门处理：

（一）患者死亡；

（二）可能为二级以上的医疗事故；

（三）国务院卫生行政部门和省、自治区、直辖市人民政府卫生行政部门规定的其他情形。

第三十九条 卫生行政部门应当自收到医疗事故争议处理申请之日起10日内进行审查，做出是否受理的决定。对符合本条例规定，予以受理，需要进行医疗事故技术鉴定的，应当自做出受理决定之日起5日内将有关材料交由负责医疗事故技术鉴定工作的医学会组织鉴定并书面通知申请人；对不符合本条例规定，不予受理的，应当书面通知申请人并说明理由。

当事人对首次医疗事故技术鉴定结论有异议，申请再次鉴定的，卫生行政部门应当自收到申请之日起 7 日内交由省、自治区、直辖市地方医学会组织再次鉴定。

第四十条　当事人既向卫生行政部门提出医疗事故争议处理申请，又向人民法院提起诉讼的，卫生行政部门不予受理；卫生行政部门已经受理的，应当终止处理。

第四十一条　卫生行政部门收到负责组织医疗事故技术鉴定工作的医学会出具的医疗事故技术鉴定书后，应当对参加鉴定的人员资格和专业类别、鉴定程序进行审核；必要时，可以组织调查，听取医疗事故争议双方当事人的意见。

第四十二条　卫生行政部门经审核，对符合本条例规定做出的医疗事故技术鉴定结论，应当作为对发生医疗事故的医疗机构和医务人员做出行政处理及进行医疗事故赔偿调解的依据；经审核，发现医疗事故技术鉴定不符合本条例规定的，应当要求重新鉴定。

第四十三条　医疗事故争议由双方当事人自行协商解决的，医疗机构应当自协商解决之日起 7 日内向所在地卫生行政部门做出书面报告，并附具协议书。

第四十四条　医疗事故争议经人民法院调解或者判决解决的，医疗机构应当自收到生效的人民法院的调解书或者判决书之日起 7 日内向所在地卫生行政部门做出书面报告，并附具调解书或者判决书。

第四十五条　县级以上地方人民政府卫生行政部门应当按照规定逐级将当地发生的医疗事故及依法对发生医疗事故的医疗机构和医务人员做出行政处理的情况，上报国务院卫生行政部门。

第五章　医疗事故的赔偿

第四十六条　发生医疗事故的赔偿等民事责任争议，医患双方可以协商解决；不愿意协商或者协商不成的，当事人可以向卫生行政部门提出调解申请，也可以直接向人民法院提起民事诉讼。

第四十七条　双方当事人协商解决医疗事故的赔偿等民事责任争议的，应当制作协议书。协议书应当载明双方当事人的基本情况和医疗事故的原因、双方当事人共同认定的医疗事故等级及协商确定的赔偿数额等，并由双方当事人在协议书上签名。

第四十八条 已确定为医疗事故的，卫生行政部门应医疗事故争议双方当事人请求，可以进行医疗事故赔偿调解。调解时，应当遵循当事人双方自愿原则，并应当依据本条例的规定计算赔偿数额。

经调解，双方当事人就赔偿数额达成协议的，制作调解书，双方当事人应当履行；调解不成或者经调解达成协议后一方反悔的，卫生行政部门不再调解。

第四十九条 医疗事故赔偿，应当考虑下列因素，确定具体赔偿数额：

（一）医疗事故等级；

（二）医疗过失行为在医疗事故损害后果中的责任程度；

（三）医疗事故损害后果与患者原有疾病状况之间的关系。

不属于医疗事故的，医疗机构不承担赔偿责任。

第五十条 医疗事故赔偿，按照下列项目和标准计算：

（一）医疗费：按照医疗事故对患者造成的人身损害进行治疗所发生的医疗费用计算，凭据支付，但不包括原发病医疗费用。结案后确实需要继续治疗的，按照基本医疗费用支付。

（二）误工费：患者有固定收入的，按照本人因误工减少的固定收入计算，对收入高于医疗事故发生地上一年度职工年平均工资3倍以上的，按照3倍计算；无固定收入的，按照医疗事故发生地上一年度职工年平均工资计算。

（三）住院伙食补助费：按照医疗事故发生地国家机关一般工作人员的出差伙食补助标准计算。

（四）陪护费：患者住院期间需要专人陪护的，按照医疗事故发生地上一年度职工年平均工资计算。

（五）残疾生活补助费：根据伤残等级，按照医疗事故发生地居民年平均生活费计算，自定残之月起最长赔偿30年；但是，60周岁以上的，不超过15年；70周岁以上的，不超过5年。

（六）残疾用具费：因残疾需要配置补偿功能器具的，凭医疗机构证明，按照普及型器具的费用计算。

（七）丧葬费：按照医疗事故发生地规定的丧葬费补助标准计算。

（八）被扶养人生活费：以死者生前或者残疾者丧失劳动能力前实际扶养且没有劳动能力的人为限，按照其户籍所在地或者居所地居民最低生活保障标准计算。对不满16周岁的，扶养到 16 周岁。对年满 16 周岁但无劳动能力的，扶养 20 年；但是，60 周岁以上的，不超过 15 年；70 周岁以上的，不超过 5 年。

（九）交通费：按照患者实际必需的交通费用计算，凭据支付。

（十）住宿费：按照医疗事故发生地国家机关一般工作人员的出差住宿补助标准计算，凭据支付。

（十一）精神损害抚慰金：按照医疗事故发生地居民年平均生活费计算。造成患者死亡的，赔偿年限最长不超过 6 年；造成患者残疾的，赔偿年限最长不超过 3 年。

第五十一条 参加医疗事故处理的患者近亲属所需交通费、误工费、住宿费，参照本条例第五十条的有关规定计算，计算费用的人数不超过 2 人。

医疗事故造成患者死亡的，参加丧葬活动的患者的配偶和直系亲属所需交通费、误工费、住宿费，参照本条例第五十条的有关规定计算，计算费用的人数不超过 2 人。

第五十二条 医疗事故赔偿费用，实行一次性结算，由承担医疗事故责任的医疗机构支付。

第六章 罚 则

第五十三条 卫生行政部门的工作人员在处理医疗事故过程中违反本条例的规定，利用职务上的便利收受他人财物或者其他利益，滥用职权，玩忽职守，或者发现违法行为不予查处，造成严重后果的，依照刑法关于受贿罪、滥用职权罪、玩忽职守罪或者其他有关罪的规定，依法追究刑事责任；尚不够刑事处罚的，依法给予降级或者撤职的行政处分。

第五十四条 卫生行政部门违反本条例的规定，有下列情形之一的，由上级卫生行政部门给予警告并责令限期改正；情节严重的，对负有责任的主管人员和其他直接责任人员依法给予行政处分：

（一）接到医疗机构关于重大医疗过失行为的报告后，未及时组织调查的；

（二）接到医疗事故争议处理申请后，未在规定时间内审查或者移送上一级人民政府卫生行政部门处理的；

（三）未将应当进行医疗事故技术鉴定的重大医疗过失行为或者医疗事故争议移交医学会组织鉴定的；

（四）未按照规定逐级将当地发生的医疗事故及依法对发生医疗事故的医疗机构和医务人员的行政处理情况上报的；

（五）未依照本条例规定审核医疗事故技术鉴定书的。

第五十五条　医疗机构发生医疗事故的，由卫生行政部门根据医疗事故等级和情节，给予警告；情节严重的，责令限期停业整顿直至由原发证部门吊销执业许可证，对负有责任的医务人员依照刑法关于医疗事故罪的规定，依法追究刑事责任；尚不够刑事处罚的，依法给予行政处分或者纪律处分。

对发生医疗事故的有关医务人员，除依照前款处罚外，卫生行政部门并可以责令暂停 6 个月以上 1 年以下执业活动；情节严重的，吊销其执业证书。

第五十六条　医疗机构违反本条例的规定，有下列情形之一的，由卫生行政部门责令改正；情节严重的，对负有责任的主管人员和其他直接责任人员依法给予行政处分或者纪律处分：

（一）未如实告知患者病情、医疗措施和医疗风险的；

（二）没有正当理由，拒绝为患者提供复印或者复制病历资料服务的；

（三）未按照国务院卫生行政部门规定的要求书写和妥善保管病历资料的；

（四）未在规定时间内补记抢救工作病历内容的；

（五）未按照本条例的规定封存、保管和启封病历资料和实物的；

（六）未设置医疗服务质量监控部门或者配备专（兼）职人员的；

（七）未制定有关医疗事故防范和处理预案的；

（八）未在规定时间内向卫生行政部门报告重大医疗过失行为的；

（九）未按照本条例的规定向卫生行政部门报告医疗事故的；

（十）未按照规定进行尸检和保存、处理尸体的。

第五十七条　参加医疗事故技术鉴定工作的人员违反本条例的规定，接受申请鉴定双方或者一方当事人的财物或者其他利益，出具虚假医疗事故技术鉴定书，造成严重后果的，依照刑法关于受贿罪的规定，依法追究刑事责任；尚不够刑事处罚的，由原发证部门吊销其执业证书或者资格证书。

第五十八条　医疗机构或者其他有关机构违反本条例的规定，有下列情形之一的，由卫生行政部门责令改正，给予警告；对负有责任的主管人员和其他直接责任人员依法给予行政处分或者纪律处分；情节严重的，由原发证部门吊销其执业证书或者资格证书：

（一）承担尸检任务的机构没有正当理由，拒绝进行尸检的；

（二）涂改、伪造、隐匿、销毁病历资料的。

第五十九条　以医疗事故为由，寻衅滋事、抢夺病历资料，扰乱医疗机构正常医疗秩序和医疗事故技术鉴定工作，依照刑法关于扰乱社会秩序罪的规定，依法追究刑事责任；尚不够刑事处罚的，依法给予治安管理处罚。

第七章　附　　则

第六十条　本条例所称医疗机构，是指依照《医疗机构管理条例》的规定取得《医疗机构执业许可证》的机构。

县级以上城市从事计划生育技术服务的机构依照《计划生育技术服务管理条例》的规定开展与计划生育有关的临床医疗服务，发生的计划生育技术服务事故，依照本条例的有关规定处理；但是，其中不属于医疗机构的县级以上城市从事计划生育技术服务的机构发生的计划生育技术服务事故，由计划生育行政部门行使依照本条例有关规定由卫生行政部门承担的受理、交由负责医疗事故技术鉴定工作的医学会组织鉴定和赔偿调解的职能；对发生计划生育技术服务事故的该机构及其有关责任人员，依法进行处理。

第六十一条　非法行医，造成患者人身损害，不属于医疗事故，触犯刑律的，依法追究刑事责任；有关赔偿，由受害人直接向人民法院提起诉讼。

第六十二条　军队医疗机构的医疗事故处理办法，由中国人民解放军卫生主管部门会同国务院卫生行政部门依据本条例制定。

第六十三条　本条例自 2002 年 9 月 1 日起施行。1987 年 6 月 29 日国务院发布的《医疗事故处理办法》同时废止。本条例施行前已经处理结案的医疗事故争议，不再重新处理。

附录2 《民法典》第七编 侵权责任

第六章 医疗损害责任

第一千二百一十八条 患者在诊疗活动中受到损害，医疗机构或者其医务人员有过错的，由医疗机构承担赔偿责任。

第一千二百一十九条 医务人员在诊疗活动中应当向患者说明病情和医疗措施。需要实施手术、特殊检查、特殊治疗的，医务人员应当及时向患者具体说明医疗风险、替代医疗方案等情况，并取得其明确同意；不能或者不宜向患者说明的，应当向患者的近亲属说明，并取得其明确同意。

医务人员未尽到前款义务，造成患者损害的，医疗机构应当承担赔偿责任。

第一千二百二十条 因抢救生命垂危的患者等紧急情况，不能取得患者或者其近亲属意见的，经医疗机构负责人或者授权的负责人批准，可以立即实施相应的医疗措施。

第一千二百二十一条 医务人员在诊疗活动中未尽到与当时的医疗水平相应的诊疗义务，造成患者损害的，医疗机构应当承担赔偿责任。

第一千二百二十二条 患者在诊疗活动中受到损害，有下列情形之一的，推定医疗机构有过错：

（一）违反法律、行政法规、规章及其他有关诊疗规范的规定；

（二）隐匿或者拒绝提供与纠纷有关的病历资料；

（三）遗失、伪造、篡改或者违法销毁病历资料。

第一千二百二十三条 因药品、消毒产品、医疗器械的缺陷，或者输入不合格的血液造成患者损害的，患者可以向药品上市许可持有人、生产者、血液提供机构请求赔偿，也可以向医疗机构请求赔偿。患者向医疗机构请求赔偿的，医疗机构赔偿后，有权向负有责任的药品上市许可持有人、生产者、血液提供机构追偿。

第一千二百二十四条　患者在诊疗活动中受到损害，有下列情形之一的，医疗机构不承担赔偿责任：

（一）患者或者其近亲属不配合医疗机构进行符合诊疗规范的诊疗；

（二）医务人员在抢救生命垂危的患者等紧急情况下已经尽到合理诊疗义务；

（三）限于当时的医疗水平难以诊疗。

前款第一项情形中，医疗机构或者其医务人员也有过错的，应当承担相应的赔偿责任。

第一千二百二十五条　医疗机构及其医务人员应当按照规定填写并妥善保管住院志、医嘱单、检验报告、手术及麻醉记录、病理资料、护理记录等病历资料。

患者要求查阅、复制前款规定的病历资料的，医疗机构应当及时提供。

第一千二百二十六条　医疗机构及其医务人员应当对患者的隐私和个人信息保密。泄露患者的隐私和个人信息，或者未经患者同意公开其病历资料的，应当承担侵权责任。

第一千二百二十七条　医疗机构及其医务人员不得违反诊疗规范实施不必要的检查。

第一千二百二十八条　医疗机构及其医务人员的合法权益受法律保护。

干扰医疗秩序，妨碍医务人员工作、生活，侵害医务人员合法权益的，应当依法承担法律责任。

附录3 医疗纠纷预防和处理条例

《医疗纠纷预防和处理条例》已经 2018 年 6 月 20 日国务院第 13 次常务会议通过，现予公布，自 2018 年 10 月 1 日起施行。

第一章 总 则

第一条 为了预防和妥善处理医疗纠纷，保护医患双方的合法权益，维护医疗秩序，保障医疗安全，制定本条例。

第二条 本条例所称医疗纠纷，是指医患双方因诊疗活动引发的争议。

第三条 国家建立医疗质量安全管理体系，深化医药卫生体制改革，规范诊疗活动，改善医疗服务，提高医疗质量，预防、减少医疗纠纷。

在诊疗活动中，医患双方应当互相尊重，维护自身权益应当遵守有关法律、法规的规定。

第四条 处理医疗纠纷，应当遵循公平、公正、及时的原则，实事求是，依法处理。

第五条 县级以上人民政府应当加强对医疗纠纷预防和处理工作的领导、协调，将其纳入社会治安综合治理体系，建立部门分工协作机制，督促部门依法履行职责。

第六条 卫生主管部门负责指导、监督医疗机构做好医疗纠纷的预防和处理工作，引导医患双方依法解决医疗纠纷。

司法行政部门负责指导医疗纠纷人民调解工作。

公安机关依法维护医疗机构治安秩序，查处、打击侵害患者和医务人员合法权益及扰乱医疗秩序等违法犯罪行为。

财政、民政、保险监督管理等部门和机构按照各自职责做好医疗纠纷预防和处理的有关工作。

第七条　国家建立完善医疗风险分担机制，发挥保险机制在医疗纠纷处理中的第三方赔付和医疗风险社会化分担的作用，鼓励医疗机构参加医疗责任保险，鼓励患者参加医疗意外保险。

第八条　新闻媒体应当加强医疗卫生法律、法规和医疗卫生常识的宣传，引导公众理性对待医疗风险；报道医疗纠纷，应当遵守有关法律、法规的规定，恪守职业道德，做到真实、客观、公正。

第二章　医疗纠纷预防

第九条　医疗机构及其医务人员在诊疗活动中应当以患者为中心，加强人文关怀，严格遵守医疗卫生法律、法规、规章和诊疗相关规范、常规，恪守职业道德。

医疗机构应当对其医务人员进行医疗卫生法律、法规、规章和诊疗相关规范、常规的培训，并加强职业道德教育。

第十条　医疗机构应当制定并实施医疗质量安全管理制度，设置医疗服务质量监控部门或者配备专（兼）职人员，加强对诊断、治疗、护理、药事、检查等工作的规范化管理，优化服务流程，提高服务水平。

医疗机构应当加强医疗风险管理，完善医疗风险的识别、评估和防控措施，定期检查措施落实情况，及时消除隐患。

第十一条　医疗机构应当按照国务院卫生主管部门制定的医疗技术临床应用管理规定，开展与其技术能力相适应的医疗技术服务，保障临床应用安全，降低医疗风险；采用医疗新技术的，应当开展技术评估和伦理审查，确保安全有效、符合伦理。

第十二条　医疗机构应当依照有关法律、法规的规定，严格执行药品、医疗器械、消毒药剂、血液等的进货查验、保管等制度。禁止使用无合格证明文件、过期等不合格的药品、医疗器械、消毒药剂、血液等。

第十三条　医务人员在诊疗活动中应当向患者说明病情和医疗措施。需要实施手术，或者开展临床试验等存在一定危险性、可能产生不良后果的特殊检查、特殊治疗的，医务人员应当及时向患者说明医疗风险、替代医疗方案等情况，并取得其书面同意；在患者处于昏迷等无法自主做出决定的状态或者病情不宜向患者说明等情形下，应当向患者的近亲属说明，并取得其书面同意。

紧急情况下不能取得患者或者其近亲属意见的，经医疗机构负责人或者授权的负责人批准，可以立即实施相应的医疗措施。

第十四条 开展手术、特殊检查、特殊治疗等具有较高医疗风险的诊疗活动，医疗机构应当提前预备应对方案，主动防范突发风险。

第十五条 医疗机构及其医务人员应当按照国务院卫生主管部门的规定，填写并妥善保管病历资料。

因紧急抢救未能及时填写病历的，医务人员应当在抢救结束后6小时内据实补记，并加以注明。

任何单位和个人不得篡改、伪造、隐匿、毁灭或者抢夺病历资料。

第十六条 患者有权查阅、复制其门诊病历、住院志、体温单、医嘱单、化验单（检验报告）、医学影像检查资料、特殊检查同意书、手术同意书、手术及麻醉记录、病理资料、护理记录、医疗费用，以及国务院卫生主管部门规定的其他属于病历的全部资料。

患者要求复制病历资料的，医疗机构应当提供复制服务，并在复制的病历资料上加盖证明印记。复制病历资料时，应当有患者或者其近亲属在场。医疗机构应患者的要求为其复制病历资料，可以收取工本费，收费标准应当公开。

患者死亡的，其近亲属可以依照本条例的规定，查阅、复制病历资料。

第十七条 医疗机构应当建立健全医患沟通机制，对患者在诊疗过程中提出的咨询、意见和建议，应当耐心解释、说明，并按照规定进行处理；对患者就诊疗行为提出的疑问，应当及时予以核实、自查，并指定有关人员与患者或者其近亲属沟通，如实说明情况。

第十八条 医疗机构应当建立健全投诉接待制度，设置统一的投诉管理部门或者配备专（兼）职人员，在医疗机构显著位置公布医疗纠纷解决途径、程序和联系方式等，方便患者投诉或者咨询。

第十九条 卫生主管部门应当督促医疗机构落实医疗质量安全管理制度，组织开展医疗质量安全评估，分析医疗质量安全信息，针对发现的风险制定防范措施。

第二十条 患者应当遵守医疗秩序和医疗机构有关就诊、治疗、检查的规定，如实提供与病情有关的信息，配合医务人员开展诊疗活动。

第二十一条 各级人民政府应当加强健康促进与教育工作，普及健康科学知识，提高公众对疾病治疗等医学科学知识的认知水平。

第三章　医疗纠纷处理

第二十二条　发生医疗纠纷，医患双方可以通过下列途径解决：

（一）双方自愿协商；

（二）申请人民调解；

（三）申请行政调解；

（四）向人民法院提起诉讼；

（五）法律、法规规定的其他途径。

第二十三条　发生医疗纠纷，医疗机构应当告知患者或者其近亲属下列事项：

（一）解决医疗纠纷的合法途径；

（二）有关病历资料、现场实物封存和启封的规定；

（三）有关病历资料查阅、复制的规定。

患者死亡的，还应当告知其近亲属有关尸检的规定。

第二十四条　发生医疗纠纷需要封存、启封病历资料的，应当在医患双方在场的情况下进行。封存的病历资料可以是原件，也可以是复制件，由医疗机构保管。病历尚未完成需要封存的，对已完成病历先行封存；病历按照规定完成后，再对后续完成部分进行封存。医疗机构应当对封存的病历开列封存清单，由医患双方签字或者盖章，各执一份。

病历资料封存后医疗纠纷已经解决，或者患者在病历资料封存满 3 年未再提出解决医疗纠纷要求的，医疗机构可以自行启封。

第二十五条　疑似输液、输血、注射、用药等引起不良后果的，医患双方应当共同对现场实物进行封存、启封，封存的现场实物由医疗机构保管。需要检验的，应当由双方共同委托依法具有检验资格的检验机构进行检验；双方无法共同委托的，由医疗机构所在地县级人民政府卫生主管部门指定。

疑似输血引起不良后果，需要对血液进行封存保留的，医疗机构应当通知提供该血液的血站派员到场。

现场实物封存后医疗纠纷已经解决，或者患者在现场实物封存满 3 年未再提出解决医疗纠纷要求的，医疗机构可以自行启封。

第二十六条　患者死亡，医患双方对死因有异议的，应当在患者死亡后48小时内进行尸检；具备尸体冻存条件的，可以延长至7日。尸检应当经死者近亲属同意并签字，拒绝签字的，视为死者近亲属不同意进行尸检。不同意或者拖延尸检，超过规定时间，影响对死因判定的，由不同意或者拖延的一方承担责任。

尸检应当由按照国家有关规定取得相应资格的机构和专业技术人员进行。

医患双方可以委派代表观察尸检过程。

第二十七条　患者在医疗机构内死亡的，尸体应当立即移放太平间或者指定的场所，死者尸体存放时间一般不得超过14日。逾期不处理的尸体，由医疗机构在向所在地县级人民政府卫生主管部门和公安机关报告后，按照规定处理。

第二十八条　发生重大医疗纠纷的，医疗机构应当按照规定向所在地县级以上地方人民政府卫生主管部门报告。卫生主管部门接到报告后，应当及时了解掌握情况，引导医患双方通过合法途径解决纠纷。

第二十九条　医患双方应当依法维护医疗秩序。任何单位和个人不得实施危害患者和医务人员人身安全、扰乱医疗秩序的行为。

医疗纠纷中发生涉嫌违反治安管理行为或者犯罪行为的，医疗机构应当立即向所在地公安机关报案。公安机关应当及时采取措施，依法处置，维护医疗秩序。

第三十条　医患双方选择协商解决医疗纠纷的，应当在专门场所协商，不得影响正常医疗秩序。医患双方人数较多的，应当推举代表进行协商，每方代表人数不超过5人。

协商解决医疗纠纷应当坚持自愿、合法、平等的原则，尊重当事人的权利，尊重客观事实。医患双方应当文明、理性表达意见和要求，不得有违法行为。

协商确定赔付金额应当以事实为依据，防止畸高或者畸低。对分歧较大或者索赔数额较高的医疗纠纷，鼓励医患双方通过人民调解的途径解决。

医患双方经协商达成一致的，应当签署书面和解协议书。

第三十一条　申请医疗纠纷人民调解的，由医患双方共同向医疗纠纷人民调解委员会提出申请；一方申请调解的，医疗纠纷人民调解委员会在征得另一方同意后进行调解。

申请人可以以书面或者口头形式申请调解。书面申请的，申请书应当载明申请人的基本情况、申请调解的争议事项和理由等；口头申请的，医疗纠纷人民调解员应当当场记录申请人的基本情况、申请调解的争议事项和理由等，并经申请人签字确认。

医疗纠纷人民调解委员会获悉医疗机构内发生重大医疗纠纷，可以主动开展工作，引导医患双方申请调解。

当事人已经向人民法院提起诉讼并且已被受理，或者已经申请卫生主管部门调解并且已被受理的，医疗纠纷人民调解委员会不予受理；已经受理的，终止调解。

第三十二条　设立医疗纠纷人民调解委员会，应当遵守《中华人民共和国人民调解法》的规定，并符合本地区实际需要。医疗纠纷人民调解委员会应当自设立之日起30个工作日内向所在地县级以上地方人民政府司法行政部门备案。

医疗纠纷人民调解委员会应当根据具体情况，聘任一定数量的具有医学、法学等专业知识且热心调解工作的人员担任专（兼）职医疗纠纷人民调解员。

医疗纠纷人民调解委员会调解医疗纠纷，不得收取费用。医疗纠纷人民调解工作所需经费按照国务院财政、司法行政部门的有关规定执行。

第三十三条　医疗纠纷人民调解委员会调解医疗纠纷时，可以根据需要咨询专家，并可以从本条例第三十五条规定的专家库中选取专家。

第三十四条　医疗纠纷人民调解委员会调解医疗纠纷，需要进行医疗损害鉴定以明确责任的，由医患双方共同委托医学会或者司法鉴定机构进行鉴定，也可以经医患双方同意，由医疗纠纷人民调解委员会委托鉴定。

医学会或者司法鉴定机构接受委托从事医疗损害鉴定，应当由鉴定事项所涉专业的临床医学、法医学等专业人员进行鉴定；医学会或者司法鉴定机构没有相关专业人员的，应当从本条例第三十五条规定的专家库中抽取相关专业专家进行鉴定。

医学会或者司法鉴定机构开展医疗损害鉴定，应当执行规定的标准和程序，尊重科学，恪守职业道德，对出具的医疗损害鉴定意见负责，不得出具虚假鉴定意见。医疗损害鉴定的具体管理办法由国务院卫生、司法行政部门共同制定。

鉴定费预先向医患双方收取，最终按照责任比例承担。

第三十五条　医疗损害鉴定专家库由设区的市级以上人民政府卫生、司法行政部门共同设立。专家库应当包含医学、法学、法医学等领域的专家。聘请专家进入专家库，不受行政区域的限制。

第三十六条　医学会、司法鉴定机构做出的医疗损害鉴定意见应当载明并详细论述下列内容：

（一）是否存在医疗损害以及损害程度；

（二）是否存在医疗过错；

（三）医疗过错与医疗损害是否存在因果关系；

（四）医疗过错在医疗损害中的责任程度。

第三十七条　咨询专家、鉴定人员有下列情形之一的，应当回避，当事人也可以以口头或者书面形式申请其回避：

（一）是医疗纠纷当事人或者当事人的近亲属；

（二）与医疗纠纷有利害关系；

（三）与医疗纠纷当事人有其他关系，可能影响医疗纠纷公正处理。

第三十八条　医疗纠纷人民调解委员会应当自受理之日起 30 个工作日内完成调解。需要鉴定的，鉴定时间不计入调解期限。因特殊情况需要延长调解期限的，医疗纠纷人民调解委员会和医患双方可以约定延长调解期限。超过调解期限未达成调解协议的，视为调解不成。

第三十九条　医患双方经人民调解达成一致的，医疗纠纷人民调解委员会应当制作调解协议书。调解协议书经医患双方签字或者盖章，人民调解员签字并加盖医疗纠纷人民调解委员会印章后生效。

达成调解协议的，医疗纠纷人民调解委员会应当告知医患双方可以依法向人民法院申请司法确认。

第四十条　医患双方申请医疗纠纷行政调解的，应当参照本条例第三十一条第一款、第二款的规定向医疗纠纷发生地县级人民政府卫生主管部门提出申请。

卫生主管部门应当自收到申请之日起 5 个工作日内做出是否受理的决定。当事人已经向人民法院提起诉讼并且已被受理，或者已经申请医疗纠纷人民调解委员会调解并且已被受理的，卫生主管部门不予受理；已经受理的，终止调解。

卫生主管部门应当自受理之日起 30 个工作日内完成调解。需要鉴定的，鉴定时间不计入调解期限。超过调解期限未达成调解协议的，视为调解不成。

第四十一条　卫生主管部门调解医疗纠纷需要进行专家咨询的，可以从本条例第三十五条规定的专家库中抽取专家；医患双方认为需要进行医疗损害鉴定以明确责任的，参照本条例第三十四条的规定进行鉴定。

医患双方经卫生主管部门调解达成一致的，应当签署调解协议书。

第四十二条　医疗纠纷人民调解委员会及其人民调解员、卫生主管部门及其工作人员应当对医患双方的个人隐私等事项予以保密。

未经医患双方同意，医疗纠纷人民调解委员会、卫生主管部门不得公开进行调解，也不得公开调解协议的内容。

第四十三条　发生医疗纠纷，当事人协商、调解不成的，可以依法向人民法院提起诉讼。当事人也可以直接向人民法院提起诉讼。

第四十四条　发生医疗纠纷，需要赔偿的，赔付金额依照法律的规定确定。

第四章　法　律　责　任

第四十五条　医疗机构篡改、伪造、隐匿、毁灭病历资料的，对直接负责的主管人员和其他直接责任人员，由县级以上人民政府卫生主管部门给予或者责令给予降低岗位等级或者撤职的处分，对有关医务人员责令暂停 6 个月以上 1 年以下执业活动；造成严重后果的，对直接负责的主管人员和其他直接责任人员给予或者责令给予开除的处分，对有关医务人员由原发证部门吊销执业证书；构成犯罪的，依法追究刑事责任。

第四十六条　医疗机构将未通过技术评估和伦理审查的医疗新技术应用于临床的，由县级以上人民政府卫生主管部门没收违法所得，并处 5 万元以上 10 万元以下罚款，对直接负责的主管人员和其他直接责任人员给予或者责令给予降低岗位等级或者撤职的处分，对有关医务人员责令暂停 6 个月以上 1 年以下执业活动；情节严重的，对直接负责的主管人员和其他直接责任人员给予或者责令给予开除的处分，对有关医务人员由原发证部门吊销执业证书；构成犯罪的，依法追究刑事责任。

第四十七条　医疗机构及其医务人员有下列情形之一的，由县级以上人民政府卫生主管部门责令改正，给予警告，并处 1 万元以上 5 万元以下罚款；情节严重的，对直接负责的主管人员和其他直接责任人员给予或者责令给予降低岗位等级或者撤职的处分，对有关医务人员可以责令暂停 1 个月以上 6 个月以下执业活动；构成犯罪的，依法追究刑事责任：

（一）未按规定制定和实施医疗质量安全管理制度；

（二）未按规定告知患者病情、医疗措施、医疗风险、替代医疗方案等；

（三）开展具有较高医疗风险的诊疗活动，未提前预备应对方案防范突发风险；

（四）未按规定填写、保管病历资料，或者未按规定补记抢救病历；

（五）拒绝为患者提供查阅、复制病历资料服务；

（六）未建立投诉接待制度、设置统一投诉管理部门或者配备专（兼）职人员；

（七）未按规定封存、保管、启封病历资料和现场实物；

（八）未按规定向卫生主管部门报告重大医疗纠纷；

（九）其他未履行本条例规定义务的情形。

第四十八条　医学会、司法鉴定机构出具虚假医疗损害鉴定意见的，由县级以上人民政府卫生、司法行政部门依据职责没收违法所得，并处 5 万元以上 10 万元以下罚款，对该医学会、司法鉴定机构和有关鉴定人员责令暂停 3 个月以上 1 年以下医疗损害鉴定业务，对直接负责的主管人员和其他直接责任人员给予或者责令给予降低岗位等级或者撤职的处分；情节严重的，该医学会、司法鉴定机构和有关鉴定人员 5 年内不得从事医疗损害鉴定业务或者撤销登记，对直接负责的主管人员和其他直接责任人员给予或者责令给予开除的处分；构成犯罪的，依法追究刑事责任。

第四十九条　尸检机构出具虚假尸检报告的，由县级以上人民政府卫生、司法行政部门依据职责没收违法所得，并处 5 万元以上 10 万元以下罚款，对该尸检机构和有关尸检专业技术人员责令暂停 3 个月以上 1 年以下尸检业务，对直接负责的主管人员和其他直接责任人员给予或者责令给予降低岗位等级或者撤职的处分；情节严重的，撤销该尸检机构和有关尸检专业技术人员的尸检资格，对直接负责的主管人员和其他直接责任人员给予或者责令给予开除的处分；构成犯罪的，依法追究刑事责任。

第五十条　医疗纠纷人民调解员有下列行为之一的，由医疗纠纷人民调解委员会给予批评教育、责令改正；情节严重的，依法予以解聘：

（一）偏袒一方当事人；

（二）侮辱当事人；

（三）索取、收受财物或者牟取其他不正当利益；

（四）泄露医患双方个人隐私等事项。

第五十一条　新闻媒体编造、散布虚假医疗纠纷信息的，由有关主管部门依法给予处罚；给公民、法人或者其他组织的合法权益造成损害的，依法承担消除影响、恢复名誉、赔偿损失、赔礼道歉等民事责任。

第五十二条　县级以上人民政府卫生主管部门和其他有关部门及其工作人员在医疗纠纷预防和处理工作中，不履行职责或者滥用职权、玩忽职守、徇私舞弊的，由上级人民政府卫生等有关部门或者监察机关责令改正；依法对直接负责的主管人员和其他直接责任人员给予处分；构成犯罪的，依法追究刑事责任。

第五十三条　医患双方在医疗纠纷处理中，造成人身、财产或者其他损害的，依法承担民事责任；构成违反治安管理行为的，由公安机关依法给予治安管理处罚；构成犯罪的，依法追究刑事责任。

第五章　附　　则

第五十四条　军队医疗机构的医疗纠纷预防和处理办法，由中央军委机关有关部门会同国务院卫生主管部门依据本条例制定。

第五十五条　对诊疗活动中医疗事故的行政调查处理，依照《医疗事故处理条例》的相关规定执行。

第五十六条　本条例自 2018 年 10 月 1 日起施行。

附录 4　中华人民共和国基本医疗卫生与健康促进法

（2019 年 12 月 28 日第十三届全国人民代表大会常务委员会第十五次会议通过）

第一章　总　　则

第一条　为了发展医疗卫生与健康事业，保障公民享有基本医疗卫生服务，提高公民健康水平，推进健康中国建设，根据宪法，制定本法。

第二条　从事医疗卫生、健康促进及其监督管理活动，适用本法。

第三条　医疗卫生与健康事业应当坚持以人民为中心，为人民健康服务。

医疗卫生事业应当坚持公益性原则。

第四条　国家和社会尊重、保护公民的健康权。

国家实施健康中国战略，普及健康生活，优化健康服务，完善健康保障，建设健康环境，发展健康产业，提升公民全生命周期健康水平。

国家建立健康教育制度，保障公民获得健康教育的权利，提高公民的健康素养。

第五条　公民依法享有从国家和社会获得基本医疗卫生服务的权利。

国家建立基本医疗卫生制度，建立健全医疗卫生服务体系，保护和实现公民获得基本医疗卫生服务的权利。

第六条　各级人民政府应当把人民健康放在优先发展的战略地位，将健康理念融入各项政策，坚持预防为主，完善健康促进工作体系，组织实施健康促进的规划和行动，推进全民健身，建立健康影响评估制度，将公民主要健康指标改善情况纳入政府目标责任考核。

全社会应当共同关心和支持医疗卫生与健康事业的发展。

第七条　国务院和地方各级人民政府领导医疗卫生与健康促进工作。

国务院卫生健康主管部门负责统筹协调全国医疗卫生与健康促进工作。国务院其他有关部门在各自职责范围内负责有关的医疗卫生与健康促进工作。

县级以上地方人民政府卫生健康主管部门负责统筹协调本行政区域医疗卫生与健康促进工作。县级以上地方人民政府其他有关部门在各自职责范围内负责有关的医疗卫生与健康促进工作。

第八条　国家加强医学基础科学研究，鼓励医学科学技术创新，支持临床医学发展，促进医学科技成果的转化和应用，推进医疗卫生与信息技术融合发展，推广医疗卫生适宜技术，提高医疗卫生服务质量。

国家发展医学教育，完善适应医疗卫生事业发展需要的医学教育体系，大力培养医疗卫生人才。

第九条　国家大力发展中医药事业，坚持中西医并重、传承与创新相结合，发挥中医药在医疗卫生与健康事业中的独特作用。

第十条　国家合理规划和配置医疗卫生资源，以基层为重点，采取多种措施优先支持县级以下医疗卫生机构发展，提高其医疗卫生服务能力。

第十一条　国家加大对医疗卫生与健康事业的财政投入，通过增加转移支付等方式重点扶持革命老区、民族地区、边疆地区和经济欠发达地区发展医疗卫生与健康事业。

第十二条　国家鼓励和支持公民、法人和其他组织通过依法举办机构和捐赠、资助等方式，参与医疗卫生与健康事业，满足公民多样化、差异化、个性化健康需求。

公民、法人和其他组织捐赠财产用于医疗卫生与健康事业的，依法享受税收优惠。

第十三条　对在医疗卫生与健康事业中做出突出贡献的组织和个人，按照国家规定给予表彰、奖励。

第十四条　国家鼓励和支持医疗卫生与健康促进领域的对外交流合作。

开展医疗卫生与健康促进对外交流合作活动，应当遵守法律、法规，维护国家主权、安全和社会公共利益。

第二章　基本医疗卫生服务

第十五条　基本医疗卫生服务，是指维护人体健康所必需、与经济社会发展水平相适应、公民可公平获得的，采用适宜药物、适宜技术、适宜设备提供的疾病预防、诊断、治疗、护理和康复等服务。

基本医疗卫生服务包括基本公共卫生服务和基本医疗服务。基本公共卫生服务由国家免费提供。

第十六条　国家采取措施，保障公民享有安全有效的基本公共卫生服务，控制影响健康的危险因素，提高疾病的预防控制水平。

国家基本公共卫生服务项目由国务院卫生健康主管部门会同国务院财政部门、中医药主管部门等共同确定。

省、自治区、直辖市人民政府可以在国家基本公共卫生服务项目基础上，补充确定本行政区域的基本公共卫生服务项目，并报国务院卫生健康主管部门备案。

第十七条　国务院和省、自治区、直辖市人民政府可以将针对重点地区、重点疾病和特定人群的服务内容纳入基本公共卫生服务项目并组织实施。

县级以上地方人民政府针对本行政区域重大疾病和主要健康危险因素，开展专项防控工作。

第十八条　县级以上人民政府通过举办专业公共卫生机构、基层医疗卫生机构和医院，或者从其他医疗卫生机构购买服务的方式提供基本公共卫生服务。

第十九条　国家建立健全突发事件卫生应急体系，制定和完善应急预案，组织开展突发事件的医疗救治、卫生学调查处置和心理援助等卫生应急工作，有效控制和消除危害。

第二十条　国家建立传染病防控制度，制定传染病防治规划并组织实施，加强传染病监测预警，坚持预防为主、防治结合、联防联控、群防群控、源头防控、综合治理，阻断传播途径，保护易感人群，降低传染病的危害。

任何组织和个人应当接受、配合医疗卫生机构为预防、控制、消除传染病危害依法采取的调查、检验、采集样本、隔离治疗、医学观察等措施。

第二十一条　国家实行预防接种制度，加强免疫规划工作。居民有依法接种免疫规划疫苗的权利和义务。政府向居民免费提供免疫规划疫苗。

第二十二条　国家建立慢性非传染性疾病防控与管理制度，对慢性非传染性疾病及其致病危险因素开展监测、调查和综合防控干预，及时发现高危人群，为患者和高危人群提供诊疗、早期干预、随访管理和健康教育等服务。

第二十三条　国家加强职业健康保护。县级以上人民政府应当制定职业病防治规划，建立健全职业健康工作机制，加强职业健康监督管理，提高职业病综合防治能力和水平。

用人单位应当控制职业病危害因素，采取工程技术、个体防护和健康管理等综合治理措施，改善工作环境和劳动条件。

第二十四条　国家发展妇幼保健事业，建立健全妇幼健康服务体系，为妇女、儿童提供保健及常见病防治服务，保障妇女、儿童健康。

国家采取措施，为公民提供婚前保健、孕产期保健等服务，促进生殖健康，预防出生缺陷。

第二十五条　国家发展老年人保健事业。国务院和省、自治区、直辖市人民政府应当将老年人健康管理和常见病预防等纳入基本公共卫生服务项目。

第二十六条　国家发展残疾预防和残疾人康复事业，完善残疾预防和残疾人康复及其保障体系，采取措施为残疾人提供基本康复服务。

县级以上人民政府应当优先开展残疾儿童康复工作，实行康复与教育相结合。

第二十七条　国家建立健全院前急救体系，为急危重症患者提供及时、规范、有效的急救服务。

卫生健康主管部门、红十字会等有关部门、组织应当积极开展急救培训，普及急救知识，鼓励医疗卫生人员、经过急救培训的人员积极参与公共场所急救服务。公共场所应当按照规定配备必要的急救设备、设施。

急救中心（站）不得以未付费为由拒绝或者拖延为急危重症患者提供急救服务。

第二十八条　国家发展精神卫生事业，建设完善精神卫生服务体系，维护和增进公民心理健康，预防、治疗精神障碍。

国家采取措施，加强心理健康服务体系和人才队伍建设，促进心理健康教育、心理评估、心理咨询与心理治疗服务的有效衔接，设立为公众提供公益服务的心理援助热线，加强未成年人、残疾人和老年人等重点人群心理健康服务。

第二十九条　基本医疗服务主要由政府举办的医疗卫生机构提供。鼓励社会力量举办的医疗卫生机构提供基本医疗服务。

第三十条　国家推进基本医疗服务实行分级诊疗制度，引导非急诊患者首先到基层医疗卫生机构就诊，实行首诊负责制和转诊审核责任制，逐步建立基层首诊、双向转诊、急慢分治、上下联动的机制，并与基本医疗保险制度相衔接。

县级以上地方人民政府根据本行政区域医疗卫生需求，整合区域内政府举办的医疗卫生资源，因地制宜建立医疗联合体等协同联动的医疗服务合作机制。鼓励社会力量举办的医疗卫生机构参与医疗服务合作机制。

第三十一条　国家推进基层医疗卫生机构实行家庭医生签约服务，建立家庭医生服务团队，与居民签订协议，根据居民健康状况和医疗需求提供基本医疗卫生服务。

第三十二条　公民接受医疗卫生服务，对病情、诊疗方案、医疗风险、医疗费用等事项依法享有知情同意的权利。

需要实施手术、特殊检查、特殊治疗的，医疗卫生人员应当及时向患者说明医疗风险、替代医疗方案等情况，并取得其同意；不能或者不宜向患者说明的，应当向患者的近亲属说明，并取得其同意。法律另有规定的，依照其规定。

开展药物、医疗器械临床试验和其他医学研究应当遵守医学伦理规范，依法通过伦理审查，取得知情同意。

第三十三条　公民接受医疗卫生服务，应当受到尊重。医疗卫生机构、医疗卫生人员应当关心爱护、平等对待患者，尊重患者人格尊严，保护患者隐私。

公民接受医疗卫生服务，应当遵守诊疗制度和医疗卫生服务秩序，尊重医疗卫生人员。

第三章　医疗卫生机构

第三十四条　国家建立健全由基层医疗卫生机构、医院、专业公共卫生机构等组成的城乡全覆盖、功能互补、连续协同的医疗卫生服务体系。

国家加强县级医院、乡镇卫生院、村卫生室、社区卫生服务中心（站）和专业公共卫生机构等的建设，建立健全农村医疗卫生服务网络和城市社区卫生服务网络。

第三十五条　基层医疗卫生机构主要提供预防、保健、健康教育、疾病管理，为居民建立健康档案，常见病、多发病的诊疗及部分疾病的康复、护理，接收医院转诊患者，向医院转诊超出自身服务能力的患者等基本医疗卫生服务。

医院主要提供疾病诊治，特别是急危重症和疑难病症的诊疗，突发事件医疗处置和救援及健康教育等医疗卫生服务，并开展医学教育、医疗卫生人员培训、医学科学研究和对基层医疗卫生机构的业务指导等工作。

专业公共卫生机构主要提供传染病、慢性非传染性疾病、职业病、地方病等疾病预防控制和健康教育、妇幼保健、精神卫生、院前急救、采供血、食品安全风险监测评估、出生缺陷防治等公共卫生服务。

第三十六条　各级各类医疗卫生机构应当分工合作，为公民提供预防、保健、治疗、护理、康复、安宁疗护等全方位全周期的医疗卫生服务。

各级人民政府采取措施支持医疗卫生机构与养老机构、儿童福利机构、社区组织建立协作机制，为老年人、孤残儿童提供安全、便捷的医疗和健康服务。

第三十七条　县级以上人民政府应当制定并落实医疗卫生服务体系规划，科学配置医疗卫生资源，举办医疗卫生机构，为公民获得基本医疗卫生服务提供保障。

政府举办医疗卫生机构，应当考虑本行政区域人口、经济社会发展状况、医疗卫生资源、健康危险因素、发病率、患病率及紧急救治需求等情况。

第三十八条　举办医疗机构，应当具备下列条件，按照国家有关规定办理审批或者备案手续：

（一）有符合规定的名称、组织机构和场所；

（二）有与其开展的业务相适应的经费、设施、设备和医疗卫生人员；

（三）有相应的规章制度；

（四）能够独立承担民事责任；

（五）法律、行政法规规定的其他条件。

医疗机构依法取得执业许可证。禁止伪造、变造、买卖、出租、出借医疗机构执业许可证。

各级各类医疗卫生机构的具体条件和配置应当符合国务院卫生健康主管部门制定的医疗卫生机构标准。

第三十九条　国家对医疗卫生机构实行分类管理。

医疗卫生服务体系坚持以非营利性医疗卫生机构为主体、营利性医疗卫生机构为补充。政府举办非营利性医疗卫生机构，在基本医疗卫生事业中发挥主导作用，保障基本医疗卫生服务公平可及。

以政府资金、捐赠资产举办或者参与举办的医疗卫生机构不得设立为营利性医疗卫生机构。

医疗卫生机构不得对外出租、承包医疗科室。非营利性医疗卫生机构不得向出资人、举办者分配或者变相分配收益。

第四十条　政府举办的医疗卫生机构应当坚持公益性质，所有收支均纳入预算管理，按照医疗卫生服务体系规划合理设置并控制规模。

国家鼓励政府举办的医疗卫生机构与社会力量合作举办非营利性医疗卫生机构。

政府举办的医疗卫生机构不得与其他组织投资设立非独立法人资格的医疗卫生机构，不得与社会资本合作举办营利性医疗卫生机构。

第四十一条　国家采取多种措施，鼓励和引导社会力量依法举办医疗卫生机构，支持和规范社会力量举办的医疗卫生机构与政府举办的医疗卫生机构开展多种类型的医疗业务、学科建设、人才培养等合作。

社会力量举办的医疗卫生机构在基本医疗保险定点、重点专科建设、科研教学、等级评审、特定医疗技术准入、医疗卫生人员职称评定等方面享有与政府举办的医疗卫生机构同等的权利。

社会力量可以选择设立非营利性或者营利性医疗卫生机构。社会力量举办的非营利性医疗卫生机构按照规定享受与政府举办的医疗卫生机构同等的税收、财政补助、用地、用水、用电、用气、用热等政策，并依法接受监督管理。

第四十二条　国家以建成的医疗卫生机构为基础，合理规划与设置国家医学中心和国家、省级区域性医疗中心，诊治疑难重症，研究攻克重大医学难题，培养高层次医疗卫生人才。

第四十三条　医疗卫生机构应当遵守法律、法规、规章，建立健全内部质量管理和控制制度，对医疗卫生服务质量负责。

医疗卫生机构应当按照临床诊疗指南、临床技术操作规范和行业标准及医学伦理规范等有关要求，合理进行检查、用药、诊疗，加强医疗卫生安全风险防范，优化服务流程，持续改进医疗卫生服务质量。

第四十四条　国家对医疗卫生技术的临床应用进行分类管理，对技术难度大、医疗风险高，服务能力、人员专业技术水平要求较高的医疗卫生技术实行严格管理。

医疗卫生机构开展医疗卫生技术临床应用，应当与其功能任务相适应，遵循科学、安全、规范、有效、经济的原则，并符合伦理。

第四十五条　国家建立权责清晰、管理科学、治理完善、运行高效、监督有力的现代医院管理制度。

医院应当制定章程，建立和完善法人治理结构，提高医疗卫生服务能力和运行效率。

第四十六条 医疗卫生机构执业场所是提供医疗卫生服务的公共场所，任何组织或者个人不得扰乱其秩序。

第四十七条 国家完善医疗风险分担机制，鼓励医疗机构参加医疗责任保险或者建立医疗风险基金，鼓励患者参加医疗意外保险。

第四十八条 国家鼓励医疗卫生机构不断改进预防、保健、诊断、治疗、护理和康复的技术、设备与服务，支持开发适合基层和边远地区应用的医疗卫生技术。

第四十九条 国家推进全民健康信息化，推动健康医疗大数据、人工智能等的应用发展，加快医疗卫生信息基础设施建设，制定健康医疗数据采集、存储、分析和应用的技术标准，运用信息技术促进优质医疗卫生资源的普及与共享。

县级以上人民政府及其有关部门应当采取措施，推进信息技术在医疗卫生领域和医学教育中的应用，支持探索发展医疗卫生服务新模式、新业态。

国家采取措施，推进医疗卫生机构建立健全医疗卫生信息交流和信息安全制度，应用信息技术开展远程医疗服务，构建线上线下一体化医疗服务模式。

第五十条 发生自然灾害、事故灾难、公共卫生事件和社会安全事件等严重威胁人民群众生命健康的突发事件时，医疗卫生机构、医疗卫生人员应当服从政府部门的调遣，参与卫生应急处置和医疗救治。对致病、致残、死亡的参与人员，按照规定给予工伤或者抚恤、烈士褒扬等相关待遇。

第四章　医疗卫生人员

第五十一条 医疗卫生人员应当弘扬敬佑生命、救死扶伤、甘于奉献、大爱无疆的崇高职业精神，遵守行业规范，恪守医德，努力提高专业水平和服务质量。

医疗卫生行业组织、医疗卫生机构、医学院校应当加强对医疗卫生人员的医德医风教育。

第五十二条 国家制定医疗卫生人员培养规划，建立适应行业特点和社会需求的医疗卫生人员培养机制和供需平衡机制，完善医学院校教育、毕业后教育和继续教育体系，建立健全住院医师、专科医师规范化培训制度，建立规模适宜、结构合理、分布均衡的医疗卫生队伍。

国家加强全科医生的培养和使用。全科医生主要提供常见病、多发病的诊疗和转诊、预防、保健、康复，以及慢性病管理、健康管理等服务。

第五十三条　国家对医师、护士等医疗卫生人员依法实行执业注册制度。医疗卫生人员应当依法取得相应的职业资格。

第五十四条　医疗卫生人员应当遵循医学科学规律，遵守有关临床诊疗技术规范和各项操作规范及医学伦理规范，使用适宜技术和药物，合理诊疗，因病施治，不得对患者实施过度医疗。

医疗卫生人员不得利用职务之便索要、非法收受财物或者牟取其他不正当利益。

第五十五条　国家建立健全符合医疗卫生行业特点的人事、薪酬、奖励制度，体现医疗卫生人员职业特点和技术劳动价值。

对从事传染病防治、放射医学和精神卫生工作及其他在特殊岗位工作的医疗卫生人员，应当按照国家规定给予适当的津贴。津贴标准应当定期调整。

第五十六条　国家建立医疗卫生人员定期到基层和艰苦边远地区从事医疗卫生工作制度。

国家采取定向免费培养、对口支援、退休返聘等措施，加强基层和艰苦边远地区医疗卫生队伍建设。

执业医师晋升为副高级技术职称的，应当有累计一年以上在县级以下或者对口支援的医疗卫生机构提供医疗卫生服务的经历。

对在基层和艰苦边远地区工作的医疗卫生人员，在薪酬津贴、职称评定、职业发展、教育培训和表彰奖励等方面实行优惠待遇。

国家加强乡村医疗卫生队伍建设，建立县乡村上下贯通的职业发展机制，完善对乡村医疗卫生人员的服务收入多渠道补助机制和养老政策。

第五十七条　全社会应当关心、尊重医疗卫生人员，维护良好安全的医疗卫生服务秩序，共同构建和谐医患关系。

医疗卫生人员的人身安全、人格尊严不受侵犯，其合法权益受法律保护。禁止任何组织或者个人威胁、危害医疗卫生人员人身安全，侵犯医疗卫生人员人格尊严。

国家采取措施，保障医疗卫生人员执业环境。

第五章　药品供应保障

第五十八条　国家完善药品供应保障制度，建立工作协调机制，保障药品的安全、有效、可及。

第五十九条　国家实施基本药物制度，遴选适当数量的基本药物品种，满足疾病防治基本用药需求。

国家公布基本药物目录，根据药品临床应用实践、药品标准变化、药品新上市情况等，对基本药物目录进行动态调整。

基本药物按照规定优先纳入基本医疗保险药品目录。

国家提高基本药物的供给能力，强化基本药物质量监管，确保基本药物公平可及、合理使用。

第六十条　国家建立健全以临床需求为导向的药品审评审批制度，支持临床急需药品、儿童用药品和防治罕见病、重大疾病等药品的研制、生产，满足疾病防治需求。

第六十一条　国家建立健全药品研制、生产、流通、使用全过程追溯制度，加强药品管理，保证药品质量。

第六十二条　国家建立健全药品价格监测体系，开展成本价格调查，加强药品价格监督检查，依法查处价格垄断、价格欺诈、不正当竞争等违法行为，维护药品价格秩序。

国家加强药品分类采购管理和指导。参加药品采购投标的投标人不得以低于成本的报价竞标，不得以欺诈、串通投标、滥用市场支配地位等方式竞标。

第六十三条　国家建立中央与地方两级医药储备，用于保障重大灾情、疫情及其他突发事件等应急需要。

第六十四条　国家建立健全药品供求监测体系，及时收集和汇总分析药品供求信息，定期公布药品生产、流通、使用等情况。

第六十五条　国家加强对医疗器械的管理，完善医疗器械的标准和规范，提高医疗器械的安全有效水平。

国务院卫生健康主管部门和省、自治区、直辖市人民政府卫生健康主管部门应当根据技术的先进性、适宜性和可及性，编制大型医用设备配置规划，促进区域内医用设备合理配置、充分共享。

第六十六条　国家加强中药的保护与发展，充分体现中药的特色和优势，发挥其在预防、保健、医疗、康复中的作用。

第六章　健 康 促 进

第六十七条　各级人民政府应当加强健康教育工作及其专业人才培养，建立健康知识和技能核心信息发布制度，普及健康科学知识，向公众提供科学、准确的健康信息。

医疗卫生、教育、体育、宣传等机构、基层群众性自治组织和社会组织应当开展健康知识的宣传和普及。医疗卫生人员在提供医疗卫生服务时，应当对患者开展健康教育。新闻媒体应当开展健康知识的公益宣传。健康知识的宣传应当科学、准确。

第六十八条　国家将健康教育纳入国民教育体系。学校应当利用多种形式实施健康教育，普及健康知识、科学健身知识、急救知识和技能，提高学生主动防病的意识，培养学生良好的卫生习惯和健康的行为习惯，减少、改善学生近视、肥胖等不良健康状况。

学校应当按照规定开设体育与健康课程，组织学生开展广播体操、眼保健操、体能锻炼等活动。

学校按照规定配备校医，建立和完善卫生室、保健室等。

县级以上人民政府教育主管部门应当按照规定将学生体质健康水平纳入学校考核体系。

第六十九条　公民是自己健康的第一责任人，树立和践行对自己健康负责的健康管理理念，主动学习健康知识，提高健康素养，加强健康管理。倡导家庭成员相互关爱，形成符合自身和家庭特点的健康生活方式。

公民应当尊重他人的健康权力和利益，不得损害他人健康和社会公共利益。

第七十条　国家组织居民健康状况调查和统计，开展体质监测，对健康绩效进行评估，并根据评估结果制定、完善与健康相关的法律、法规、政策和规划。

第七十一条　国家建立疾病和健康危险因素监测、调查和风险评估制度。县级以上人民政府及其有关部门针对影响健康的主要问题，组织开展健康危险因素研究，制定综合防治措施。

国家加强影响健康的环境问题预防和治理，组织开展环境质量对健康影响的研究，采取措施预防和控制与环境问题有关的疾病。

第七十二条　国家大力开展爱国卫生运动，鼓励和支持开展爱国卫生月等群众性卫生与健康活动，依靠和动员群众控制和消除健康危险因素，改善环境卫生状况，建设健康城市、健康村镇、健康社区。

第七十三条　国家建立科学、严格的食品、饮用水安全监督管理制度，提高安全水平。

第七十四条　国家建立营养状况监测制度，实施经济欠发达地区、重点人群营养干预计划，开展未成年人和老年人营养改善行动，倡导健康饮食习惯，减少不健康饮食引起的疾病风险。

第七十五条　国家发展全民健身事业，完善覆盖城乡的全民健身公共服务体系，加强公共体育设施建设，组织开展和支持全民健身活动，加强全民健身指导服务，普及科学健身知识和方法。

国家鼓励单位的体育场地设施向公众开放。

第七十六条　国家制定并实施未成年人、妇女、老年人、残疾人等的健康工作计划，加强重点人群健康服务。

国家推动长期护理保障工作，鼓励发展长期护理保险。

第七十七条　国家完善公共场所卫生管理制度。县级以上人民政府卫生健康等主管部门应当加强对公共场所的卫生监督。公共场所卫生监督信息应当依法向社会公开。

公共场所经营单位应当建立健全并严格实施卫生管理制度，保证其经营活动持续符合国家对公共场所的卫生要求。

第七十八条　国家采取措施，减少吸烟对公民健康的危害。

公共场所控制吸烟，强化监督执法。

烟草制品包装应当印制带有说明吸烟危害的警示。

禁止向未成年人出售烟酒。

第七十九条　用人单位应当为职工创造有益于健康的环境和条件，严格执行劳动安全卫生等相关规定，积极组织职工开展健身活动，保护职工健康。

国家鼓励用人单位开展职工健康指导工作。

国家提倡用人单位为职工定期开展健康检查。法律、法规对健康检查有规定的，依照其规定。

第七章 资 金 保 障

第八十条 各级人民政府应当切实履行发展医疗卫生与健康事业的职责，建立与经济社会发展、财政状况和健康指标相适应的医疗卫生与健康事业投入机制，将医疗卫生与健康促进经费纳入本级政府预算，按照规定主要用于保障基本医疗服务、公共卫生服务、基本医疗保障和政府举办的医疗卫生机构建设和运行发展。

第八十一条 县级以上人民政府通过预算、审计、监督执法、社会监督等方式，加强资金的监督管理。

第八十二条 基本医疗服务费用主要由基本医疗保险基金和个人支付。国家依法多渠道筹集基本医疗保险基金，逐步完善基本医疗保险可持续筹资和保障水平调整机制。

公民有依法参加基本医疗保险的权利和义务。用人单位和职工按照国家规定缴纳职工基本医疗保险费。城乡居民按照规定缴纳城乡居民基本医疗保险费。

第八十三条 国家建立以基本医疗保险为主体，商业健康保险、医疗救助、职工互助医疗和医疗慈善服务等为补充的、多层次的医疗保障体系。

国家鼓励发展商业健康保险，满足人民群众多样化健康保障需求。

国家完善医疗救助制度，保障符合条件的困难群众获得基本医疗服务。

第八十四条 国家建立健全基本医疗保险经办机构与协议定点医疗卫生机构之间的协商谈判机制，科学合理确定基本医疗保险基金支付标准和支付方式，引导医疗卫生机构合理诊疗，促进患者有序流动，提高基本医疗保险基金使用效益。

第八十五条 基本医疗保险基金支付范围由国务院医疗保障主管部门组织制定，并应当听取国务院卫生健康主管部门、中医药主管部门、药品监督管理部门、财政部门等的意见。

省、自治区、直辖市人民政府可以按照国家有关规定，补充确定本行政区域基本医疗保险基金支付的具体项目和标准，并报国务院医疗保障主管部门备案。

国务院医疗保障主管部门应当对纳入支付范围的基本医疗保险药品目录、诊疗项目、医疗服务设施标准等组织开展循证医学和经济性评价，并应当听取国务院卫生健康主管部门、中医药主管部门、药品监督管理部门、财政部门等有关方面的意见。评价结果应当作为调整基本医疗保险基金支付范围的依据。

第八章 监督管理

第八十六条　国家建立健全机构自治、行业自律、政府监管、社会监督相结合的医疗卫生综合监督管理体系。

县级以上人民政府卫生健康主管部门对医疗卫生行业实行属地化、全行业监督管理。

第八十七条　县级以上人民政府医疗保障主管部门应当提高医疗保障监管能力和水平，对纳入基本医疗保险基金支付范围的医疗服务行为和医疗费用加强监督管理，确保基本医疗保险基金合理使用、安全可控。

第八十八条　县级以上人民政府应当组织卫生健康、医疗保障、药品监督管理、发展改革、财政等部门建立沟通协商机制，加强制度衔接和工作配合，提高医疗卫生资源使用效率和保障水平。

第八十九条　县级以上人民政府应当定期向本级人民代表大会或者其常务委员会报告基本医疗卫生与健康促进工作，依法接受监督。

第九十条　县级以上人民政府有关部门未履行医疗卫生与健康促进工作相关职责的，本级人民政府或者上级人民政府有关部门应当对其主要负责人进行约谈。

地方人民政府未履行医疗卫生与健康促进工作相关职责的，上级人民政府应当对其主要负责人进行约谈。

被约谈的部门和地方人民政府应当立即采取措施，进行整改。

约谈情况和整改情况应当纳入有关部门和地方人民政府工作评议、考核记录。

第九十一条　县级以上地方人民政府卫生健康主管部门应当建立医疗卫生机构绩效评估制度，组织对医疗卫生机构的服务质量、医疗技术、药品和医用设备使用等情况进行评估。评估应当吸收行业组织和公众参与。评估结果应当以适当方式向社会公开，作为评价医疗卫生机构和卫生监管的重要依据。

第九十二条　国家保护公民个人健康信息，确保公民个人健康信息安全。任何组织或者个人不得非法收集、使用、加工、传输公民个人健康信息，不得非法买卖、提供或者公开公民个人健康信息。

第九十三条　县级以上人民政府卫生健康主管部门、医疗保障主管部门应当建立医疗卫生机构、人员等信用记录制度，纳入全国信用信息共享平台，按照国家规定实施联合惩戒。

第九十四条　县级以上地方人民政府卫生健康主管部门及其委托的卫生健康监督机构，依法开展本行政区域医疗卫生等行政执法工作。

第九十五条　县级以上人民政府卫生健康主管部门应当积极培育医疗卫生行业组织，发挥其在医疗卫生与健康促进工作中的作用，支持其参与行业管理规范、技术标准制定和医疗卫生评价、评估、评审等工作。

第九十六条　国家建立医疗纠纷预防和处理机制，妥善处理医疗纠纷，维护医疗秩序。

第九十七条　国家鼓励公民、法人和其他组织对医疗卫生与健康促进工作进行社会监督。

任何组织和个人对违反本法规定的行为，有权向县级以上人民政府卫生健康主管部门和其他有关部门投诉、举报。

第九章　法　律　责　任

第九十八条　违反本法规定，地方各级人民政府、县级以上人民政府卫生健康主管部门和其他有关部门，滥用职权、玩忽职守、徇私舞弊的，对直接负责的主管人员和其他直接责任人员依法给予处分。

第九十九条　违反本法规定，未取得医疗机构执业许可证擅自执业的，由县级以上人民政府卫生健康主管部门责令停止执业活动，没收违法所得和药品、医疗器械，并处违法所得五倍以上二十倍以下的罚款，违法所得不足一万元的，按一万元计算。

违反本法规定，伪造、变造、买卖、出租、出借医疗机构执业许可证的，由县级以上人民政府卫生健康主管部门责令改正，没收违法所得，并处违法所得五倍以上十五倍以下的罚款，违法所得不足一万元的，按一万元计算；情节严重的，吊销医疗机构执业许可证。

第一百条　违反本法规定，有下列行为之一的，由县级以上人民政府卫生健康主管部门责令改正，没收违法所得，并处违法所得二倍以上十倍以下的罚款，违法所得不足一万元的，按一万元计算；对直接负责的主管人员和其他直接责任人员依法给予处分：

（一）政府举办的医疗卫生机构与其他组织投资设立非独立法人资格的医疗卫生

机构；

（二）医疗卫生机构对外出租、承包医疗科室；

（三）非营利性医疗卫生机构向出资人、举办者分配或者变相分配收益。

第一百零一条　违反本法规定，医疗卫生机构等的医疗信息安全制度、保障措施不健全，导致医疗信息泄露，或者医疗质量管理和医疗技术管理制度、安全措施不健全的，由县级以上人民政府卫生健康等主管部门责令改正，给予警告，并处一万元以上五万元以下的罚款；情节严重的，可以责令停止相应执业活动，对直接负责的主管人员和其他直接责任人员依法追究法律责任。

第一百零二条　违反本法规定，医疗卫生人员有下列行为之一的，由县级以上人民政府卫生健康主管部门依照有关执业医师、护士管理和医疗纠纷预防处理等法律、行政法规的规定给予行政处罚：

（一）利用职务之便索要、非法收受财物或者牟取其他不正当利益；

（二）泄露公民个人健康信息；

（三）在开展医学研究或提供医疗卫生服务过程中未按照规定履行告知义务或者违反医学伦理规范。

前款规定的人员属于政府举办的医疗卫生机构中的人员的，依法给予处分。

第一百零三条　违反本法规定，参加药品采购投标的投标人以低于成本的报价竞标，或者以欺诈、串通投标、滥用市场支配地位等方式竞标的，由县级以上人民政府医疗保障主管部门责令改正，没收违法所得；中标的，中标无效，处中标项目金额千分之五以上千分之十以下的罚款，对法定代表人、主要负责人、直接负责的主管人员和其他责任人员处对单位罚款数额百分之五以上百分之十以下的罚款；情节严重的，取消其二年至五年内参加药品采购投标的资格并予以公告。

第一百零四条　违反本法规定，以欺诈、伪造证明材料或者其他手段骗取基本医疗保险待遇，或者基本医疗保险经办机构及医疗机构、药品经营单位等以欺诈、伪造证明材料或者其他手段骗取基本医疗保险基金支出的，由县级以上人民政府医疗保障主管部门依照有关社会保险的法律、行政法规规定给予行政处罚。

第一百零五条　违反本法规定，扰乱医疗卫生机构执业场所秩序，威胁、危害医疗卫生人员人身安全，侵犯医疗卫生人员人格尊严，非法收集、使用、加工、传输公民个人健康信息，非法买卖、提供或者公开公民个人健康信息等，构成违反治安管理行为的，依法给予治安管理处罚。

第一百零六条　违反本法规定，构成犯罪的，依法追究刑事责任；造成人身、财产损害的，依法承担民事责任。

第十章　附　　则

第一百零七条　本法中下列用语的含义：

（一）主要健康指标，是指人均预期寿命、孕产妇死亡率、婴儿死亡率、五岁以下儿童死亡率等。

（二）医疗卫生机构，是指基层医疗卫生机构、医院和专业公共卫生机构等。

（三）基层医疗卫生机构，是指乡镇卫生院、社区卫生服务中心（站）、村卫生室、医务室、门诊部和诊所等。

（四）专业公共卫生机构，是指疾病预防控制中心、专科疾病防治机构、健康教育机构、急救中心（站）和血站等。

（五）医疗卫生人员，是指执业医师、执业助理医师、注册护士、药师（士）、检验技师（士）、影像技师（士）和乡村医生等卫生专业人员。

（六）基本药物，是指满足疾病防治基本用药需求，适应现阶段基本国情和保障能力，剂型适宜，价格合理，能够保障供应，可公平获得的药品。

第一百零八条　省、自治区、直辖市和设区的市、自治州可以结合实际，制定本地方发展医疗卫生与健康事业的具体办法。

第一百零九条　中国人民解放军和中国人民武装警察部队的医疗卫生与健康促进工作，由国务院和中央军事委员会依照本法制定管理办法。

第一百一十条　本法自2020年6月1日起施行。

参考文献

［1］《医疗事故处用条例》起草小组．事故处理条例释义［M］．北京：中国法制出版社，2002．

［2］本书编委会．中华人民共和国卫生与计划生育法律法规全书［M］．北京：中国法制出版社，2017．

［3］陈晓红．中国误诊大数据分析［M］．南京：东南大学出版社，2018．

［4］陈一凡．实用医患关系学［M］．北京：中国政法大学出版社，2017．

［5］单国军．医疗赔偿［M］．北京：中国法制出版社，2010．

［6］法律出版社数字出版中心．误诊的认定问题（因误诊引起的医疗纠纷）［M］．北京：法律出版社，2015．

［7］高丽红，肖适崎．健康评估［M］．2版．上海：上海科学技术出版社，2017．

［8］郭亚平．医院门急诊风险防范［M］．北京：人民军医出版社，2012．

［9］姜涌，孙永杰．临床思维与误诊［M］．南京：东北大学出版社，2005．

［10］李运午．医疗纠纷［M］．天津：南开大学出版社，1987．

［11］李志山．健康与你同行［M］．南京：东南大学出版社，2008．

［12］刘建民．法治与社会论丛：第3卷［M］．北京：知识产权出版社，2013．

［13］刘振华，王吉善．医疗风险预防管理学［M］．北京：科学技术文献出版社，2007．

［14］刘振华，陈晓红．误诊学［M］．济南：山东科学技术出版社，1993．

［15］刘振华，陈晓红．误诊学概论［M］．北京：人民军医出版社，1998．

［16］马宁．医疗损害责任论［M］．长春：吉林人民出版社，2015．

［17］王继军．三晋法学：第9辑［M］．北京：中国法制出版社，2015．

［18］王雷．现代心内科学（上）［M］．长春：吉林科学技术出版社，2016．

［19］王森波．医疗事故认定与医疗纠纷处理［M］．北京：中国民主法制出版社，2002．

［20］杨捷，樊爱英.医疗纠纷和医疗事故的防范与处理［M］.郑州：河南科学技术出版社，2013.

［21］郑文鑫.医疗纠纷法律风险防范与处理［M］.北京：中国民主法制出版社，2017.

［22］李宇阳.卫生法学案例与实训教程［M］.杭州：浙江大学出版社，2017.

［23］田侃，冯秀云.卫生法学［M］.北京：中国中医药出版社，2017.

［24］冯正骏，霍增辉，刘方.医疗纠纷人民调解实务［M］.杭州：浙江工商大学出版社，2016.